焦点解决短程治疗工具箱

抑郁个案咨询101个问句

101 SOLUTION-FOCUSED QUESTIONS FOR HELP WITH DEPRESSION

（荷兰）弗雷德里克·班宁克 ┃ 著
（Fredrike Bannink）

赵然　孙晓波　郑红文　孔令艳 ┃ 译

化学工业出版社

·北京·

101 SOLUTION-FOCUSED QUESTIONS FOR HELP WITH DEPRESSION
by FREDRIKE BANNINK
ISBN 9780393711103

北京市版权局著作权合同登记号：01-2023-4886

图书在版编目（CIP）数据

焦点解决短程治疗工具箱. 抑郁个案咨询101个问句 ／ （荷）弗雷德里克·班宁克（Fredrike Bannink）著；赵然等译. —北京：化学工业出版社，2024.6
书名原文：101 Solution-Focused Questions for Help with Depression
ISBN 978-7-122-45371-6

Ⅰ.①焦… Ⅱ.①弗…②赵… Ⅲ.①抑郁症－精神疗法 Ⅳ.①R749.055

中国国家版本馆 CIP 数据核字（2024）第 070532 号

责任编辑：赵玉欣　王　越　　　　　装帧设计：韩　飞
责任校对：田睿涵

出版发行：化学工业出版社
　　　　　（北京市东城区青年湖南街13号　邮政编码100011）
印　　装：北京新华印刷有限公司
880mm×1230mm　1/32　印张18¾　字数400千字
2024年9月北京第1版第1次印刷

购书咨询：010-64518888　　　　　售后服务：010-64518899
网　　址：http://www.cip.com.cn
凡购买本书，如有缺损质量问题，本社销售中心负责调换。

定　　价：168.00元（全3册）　　　　版权所有　违者必究

译者简介

赵　然　心理学博士，医学学士，中央财经大学心理学系教授、企业与社会心理应用研究所所长，中国心理学会注册系统督导师，中国心理卫生协会首批认证督导师

孙晓波　中国卫生协会认证心理咨询师

郑红文　中国心理学会注册心理师

孔令艳　巴黎政治大学硕士，中国心理卫生协会会员，中科院心理所 EAP 博士研修班毕业

致　谢

正如焦点解决短程治疗（solution-focused brief therapy，SFBT）的创始人之一 Steve De Shazer 所说，差异本身就只是差异。然而有些人（和一些动物）所带来的不同却对我的生活和工作影响重大。他们都以某种方式帮助我创作了这套书。

我要感谢我的朋友、同事、学生，尤其是我所有的来访者，多年来，是他们帮助我探索、实践和改进我的工作。我还要感谢我的编辑 Deborah Malmud，是她盛情邀请我撰写这一系列书籍；还要感谢我的朋友兼翻译 Suzanne Aldis Routh；以及每一位为本书的完成做出贡献的人。

感谢我的丈夫一直以来给予我的爱与支持。还有我的四只意大利猫，非常感谢你们陪伴我度过了许多愉快的写作时光。

当你面向太阳，阴影终将消散。❶

---

❶ 新西兰毛利族谚语，这句话将作为本书的主题。

前　言

本书旨在帮助来访者创造一种全新的、更好的生活。它是一本面向和抑郁症来访者一起工作的专业人士的实用书籍，为他们提供焦点解决（SF）的观点和技术，以便帮助那些与抑郁症抗争的来访者，提升他们的幸福感。本书邀请所有专业人士（此后将使用"治疗师"这一术语）将关注点从来访者哪里做错了，转移到哪里做对了；从他们的生活中什么是无效的，转移到什么是有效的。

传统的心理治疗受到了医学模式的强烈影响❶。这种"问题—解决模式"——首先确定问题的本质，继而进行干预以使痛苦最小化——影响了治疗师和来访者之间互动的内容。这种模式的关注点是病理表现。然而并非这种消极的思维方式，而是来访者的能力、优势与资源，在带来积极改变方面举足轻重。积极改变的秘诀正是毕其功于布新，而非除旧。

---

❶ 医学模式使用的术语为"患者"（patient），SFBT 使用的术语为"来访者"（client）。

这套书有三个分册，每一册都准备了 101 个问句，分别针对一种具体的精神障碍：焦虑、抑郁、创伤。这套书是基于我的另一本书《1001 个焦点解决式问句：焦点解决访谈手册》（*1001 Solution-Focused Questions*：*Handbook of Solution-Focused Interviewing*）*（Bannink，2010a），未来也许还会包括更多主题。本书用荷兰语创作成书，之后被翻译成英语、德语和韩语。

我深感荣幸的是，焦点解决短程治疗的联合创始人 Insoo Kim Berg 在 2006 年为《1001 个焦点解决式问句》撰写了前言。她写道：

> SFBT 是以充满尊重的假设为基础的，即相信来访者拥有内在资源来为自己的问题构建出高度个性化的、独特的有效解决方案……本书清晰准确地给出了 1001 个焦点解决式问句，且文笔优美，能让读者很好地了解在 SFBT 中，语言作为一种工具被精确使用的重要性，并邀请读者敞开自我，以一种全新的视角看待来访者。

本系列每一本的重点都在于创造期待的未来以及实现未来目标的途径。除了对焦点解决应用方法的描述外，每本书还包括了 101 个焦点解决式问句。多年以来，我收集了超过 2000 个焦点解决式问句，从中为每本书选取我心目中最佳的 101 个问句，颇具挑战。我

---

* 以下简称为 *1001 Solution-Focused Questions*，译为《1001 个焦点解决式问句》。——译者注。

承认自己有偷懒之嫌，有时把多个问句编在一起，有时把某些问句改成第一人称（在本书中，只有治疗师向来访者的提问才算数）。因此，你实际上得到的问句远远超过101个！书中还描述了那些治疗师提给自己的问句、来访者可能提给自己的问句（有时是应治疗师之邀），以及来访者向治疗师的发问，不过这些问句都不在"101个问句"之列。在每章的结尾都会有一个焦点解决问句总结。有些问句与其他章节的相同，我没有重复这些问句，而是选择让每个焦点解决问句在总结中只出现一次。

焦点解决是一种跨诊断的疗法。尽管如此，我仍然为不同的精神障碍分别撰写了一本书，究其原因是为了配合很多与特定类型来访者一起工作的同行们。为了给读者们融会贯通的机会，本书还介绍了32个练习、20个案例和9个故事。

本书针对所有的专业人士们，不论是那些与被抑郁症折磨着的来访者及其家庭和朋友一起工作的人，还是那些想采取（更）积极的工作方法的人，或是那些只是想给自己的技术扩容的人。业已证实，焦点解决取向的来访者对话比其他类型的对话更加轻松，治疗师更少出现职业倦怠。尽管本书主要是面向治疗师的，但我依然希望那些没有去看治疗师的、正在与抑郁症抗争的人们，可以从本书的字里行间，找到有用的信息和有益的练习。

是时候让抑郁症治疗调转潮头了，并且把关注从减少痛苦和仅求生存，转移到造就成功和积极成长上来。

Fredrike Bannink

目　录

第一章
抑 郁

概 述

抑郁是一种情绪低落和回避活动的状态，影响着一个人的思想、行为、感觉和健康。抑郁既是某种精神疾病综合征［例如重型抑郁障碍（major depressive disorder）］的特征，也可能是人们对某种生活事件的正常反应，或是身体疾病的一种症状，或是药物和治疗抑或失去爱人的副作用。

本章首先描述了抑郁，之后介绍其可能的成因以及治疗历史。传统心理治疗重在减少消极情感，而焦点解决短程治疗（SFBT）则重在增强积极情感，帮助来访者使生活变得更好，而不是更痛苦。

抑 郁

抑郁代表了以往功能的改变，伴随着情绪低落或是丧失兴趣和快乐，给社交、职业以及其他重要的生活领域带来显著的痛苦和损害。患有抑郁症的人会感到悲伤或空虚，精力下降或失眠，感到毫无价值或者内疚，思考或专注的能力减弱，并且可能有自杀的想法。

当重型抑郁障碍发生在失去亲人的情况下，它会加重痛苦、无价值感、自杀意念，导致健康情况恶化以及人际关系和工作能力变得更糟，雪上加霜。与丧亲相关的重性抑郁症（major depression）最有可能发生在以往有个人或家族重度抑郁发作史的人身上。

混合症状也时有见到。来访者可能患有双向情感障碍，其特征是情绪时而高涨，时而抑郁。情绪高涨被称为躁狂或轻躁狂，取决于其严重程度以及是否患有精神病。在躁狂期间，来访者会感到异常快乐，精力充沛，或者暴躁易怒。他们做决定的时候经常思虑不周，不计后果。睡眠需求减少，自伤或自杀的风险提高。其他心理健康问题，例如焦虑症和药物滥用，也通常与躁狂症相关。抑郁症包括破坏性心境失调障碍、重型抑郁障碍（单次发作和反复发作）、持续性抑郁障碍（心境恶劣）以及经前焦虑症。在被诊断为焦虑症的人中，接近 50% 的人也符合抑郁症的判定标准（Batelaan et al.，2010）。

抑郁是由一系列生物心理因素和社会心理因素引发的。有些来访者带有发展出抑郁信念的遗传倾向。生活中的压力源可能激发这些消极想法，使人们容易对事件做消极诠释。如果他们不去质疑，而是全盘接受这些想法，就可能会出现越来越多的消极想法，加剧悲伤和沮丧的感受。抑郁症的认知模式强调消极性，尤其是在与自我相关的事情上（Clark，Beck，& Alford，1999）。

对抑郁症状本身的消极想法也会使情况进一步恶化，增加退缩行为，并且导致停止寻求支持。之前能够带来成就感的活动，例如爱好或运动，可能都会停止。如此一来，就会极其缺少积极的输入。一个抑郁的来访者表示，对于那些从未体验过真正抑郁症的幸运儿们来说，那种彻底绝望、空虚和恐惧的生活是不可想象的。

在 1960 年初，Beck（1967）检验了一个精神分析观念：抑郁是敌意向内攻击自我的结果。他分析了抑郁来访者的梦，但是发现他们梦中的敌意比他预想的要少；相反，他们梦中更多出现的是关于缺陷、剥夺和丧失的主题。

鉴于绝望与自杀间的关系，Beck、Weissman、Lester 和 Trexles

（1974，p.864）专注于与绝望做斗争。他们对绝望的定义是"一种认知图示体系，其共同特征是对于未来的消极预期"。早在 20 世纪 50 年代，医生和心理学家们业已指出"希望"对人们的健康和幸福所起到的重要作用。Menninger（1959）在写给美国心理学会的信中，指出希望是有待开采的力量和疗愈的源泉。Menninger 相信希望是心理治疗和训练中不可或缺的因素。在心理治疗中，对于希望的兴趣最初是为了减少绝望，而不是增加希望感。然而，减少绝望却不等同于增加希望。在 20 世纪 70 年代，Frank（1974）描述了"重振士气"，这是首次被采用的积极措辞。

Beck（1967）强调了乐观认知模式在保护人们免受抑郁之苦时的重要性。具有乐观认知模式的人比起悲观的人，罹患抑郁症的风险更低。快乐的人有这样一些特质：能维系稳定的社会关系，能做乐观的预期，从事有意义的活动，以及拥有能承受痛苦的心理工具。不过，偶尔的一点悲观是不会带来伤害的，它反而能强迫人们去面对现实，而且抑郁的人倾向于持有更现实的世界观——每天都有可能是末日，你可能会遭遇交通事故或者感染致命的疾病。抑郁的人对于世界和生活的安全性与可预测性不抱任何幻想。但是事实上，如果我们确实能相信并保有这些幻想，我们的确会觉得更好、更快乐。乐观和悲观是相对稳定的人格特质，但是它们会受到人们的行为方式和关注重点的影响。乐观有利于形成更具适应性的生存策略、得出更积极的重新评估结果、培养更好的应对能力，并更多地运用积极活动（例如投身于兴趣和锻炼）来分散注意力。

Brewin（2006）指出，情绪障碍的脆弱性在于记忆表征（例如消极的自我图式）。这些记忆表征经扳机事件触发激活，能保持消极的情绪。他的研究显示人们关于自我有多种记忆，它们会竞相被寻回。他表示，认知行为疗法（CBT）并不直接修改记忆中的消极信息，而是对消极和积极表征的激活做出改变，从而帮助积极表征能在这场记忆寻回的竞争中获胜。他的结论是，或许不必去纠正消极思维，人们只需要从中解脱出来。

Zimmerman 等人（2006）发现，从患有抑郁症的来访者角度来看，心理治疗最重要的结果是：①获得积极的心理健康品质，例如乐观和自信；②回归到一个人正常的自我；③回归到一个人正常的功能水平；④缓解症状。

在传统的心理治疗中，大多数问句都是关于消极情绪的："你有自杀想法的时候，感觉如何？""当你开始喝酒时，你有什么感受？"人们还是普遍认为，让来访者探索和表达他们的消极情绪对帮助他们很重要。传统治疗师的任务是通过给药或者鼓励心理干预，最大化地减少消极情感；传统心理治疗的目的是使痛苦的人们不那么痛苦。

当我刚开始作为治疗师工作时，我常常听到我的来访者对我说："我只是想要快乐，医生。"我把这句话转化成"你的意思是，你想摆脱抑郁"。在那时，我还没有建立幸福感的工具，也被 Freud 和 Schopenhauer（他们教导人们，人类能拥有的最好结果就是尽可能减轻痛苦）蒙蔽了，所以我甚至没有想过两句表述之间的差别。我那时只有摆脱抑郁的工具。（Seligman，2011，p.54）

积极情绪

在大多数心理疗法中，人们都会询问消极情绪："当你惊恐发作的时候你感觉怎么样？""当你觉得人们在盯着你看时，你感受如何？"人们认为，让来访者探索和表达消极情绪对帮助他们很重要。传统治疗师的工作是尽量减少消极情感：通过派发药物或者敦促心理干预，从而减轻人们的焦虑或抑郁。传统心理治疗的目标是让痛苦的人们减轻痛苦。治疗师会在疾病—患者这样一个损伤修复的框架内来处理精神疾病，聚焦于病理学（"你哪里有问题？"）。治疗师们经常忘记去问"你哪里还不错？"

这种对病理学的关注，体现出一种时代精神，即大多数学科都关注问题，同时也反映了情绪的本质。例如，1970 年到 2000 年间的心理学文献包含了 46000 多篇关于抑郁的论文，而关于快乐的只有 400 多篇（Myers，2000）。总的来说，积极情绪的数量比消极情绪少；通常来看，每一种积极情绪都有三到四种消极情绪相对。积极情绪也不如消极情绪易区分，这种失衡也表现在大多数语言中描写这两类情绪的词汇数量上。

近来，对有关积极情绪（兴趣、满足、享受、安宁、幸福、快乐、骄傲、轻松、喜欢、爱恋）的理论的关注益增。积极情感通过神经内分泌系统抵消了应激所带来的有害生理影响。那些报告能在消极事件中发现积极意义的人们，拥有适应性更强的激素响应，使他们在面对压力事件时更加坚韧（Epel，McEwen，& Ickovics，1998）。研究表明，积极和消极情感与不同的神经构造相关（Cacioppo & Gardner，1999），进一步佐证了上述发现。

积极情感有助于预防长期压力下的临床抑郁症。持久的消极情感，例如经历了长期的压力环境，却没有积极情感的补偿性体验，可能会破坏情绪调节功能并且导致临床抑郁症（Gross & Munoz，1995）。而在压力环境中的积极情感体验，会打断这个螺旋，使其短路，并且防止下滑到临床抑郁症。

积极情感支持了广泛的重要社会行为和思维过程。它带来更大的创造性、谈判过程和结果的改善，以及更开放和灵活的思考方式和更彻底的问题解决。积极情感也能促进人际互动中的慷慨与社会责任感（Isen，2005）

感到快乐的人们更有可能去做他们想做的、对社会负责的、有益于社会的，以及需要去做的事情。他们也喜欢自己所承担的事情，更加有动力去实现自己的目标，对信息的态度更开放，思路更清晰。被观察到的最明显和独特的认知影响就是灵活性和创造力的增强。这可能是由于神经递质多巴胺的释放所致。多巴胺假说来自对认知和行为层面的观察，积极情感能够增强认知灵活性和视角转换的能力（与此同时，在大脑前扣带回区域的多巴胺使获得灵活的视角成为可能）。

Isen 和 Reeve（2005）发现积极情绪能增强内在动机。这是通过在自由选择环境下的行为选择以及在完成新鲜和挑战性的任务时的享受度所反映出来的。在需要完成索然无味的任务时，积极情绪还能够促进负责任的行为。这揭示了积极情绪与自我调节能力（例如自控力）的关系。

增加积极情感的方法有：

● 积极的重新评价：一种重构情境的认知策略，用更加积极的视角来看待情况（水是半杯满还是半杯空）。

- 应对：为解决或者管理造成痛苦的问题所做的努力。

- 给普通事件注入积极的意义：在长期压力环境下，人们可能更倾向于想起、注意或者记得积极事件，以此来抵消消极事件引发的消极情感后果。

积极情绪的**拓展和建构理论**（broaden-and-build theory）（Fredrickson，2003，2009）提出积极情绪能够拓展一个人的意识，并且鼓励新鲜的、多元的、探索性的想法和行动。假以时日，这种被拓展了的行为本领会构造一个人的技能和资源。例如，对于风景的好奇会变成宝贵的旅行知识；和陌生人愉快的互动会变成一段互相支持的友谊；漫无目标的身体游戏会锻炼身体，形成出色的体魄。

这与消极情绪形成了鲜明对比。消极情绪促进了狭隘的、以即时生存为导向的行为。积极和消极情绪与行为的联系是不同的。比如，焦虑这一消极情绪会导致为了即时生存而形成的战－逃反应。为了生存，我们的注意力会时时集中在特定的行为反应上，例如逃跑或战斗，因而我们不会去拓展思维，想到其他的行为。虽然积极情绪没有维持即时生存方面的价值，因为它们使我们的注意力从当下的需求和压力源上转移开了。但是，随着时间推移，基于这些被拓展的行为建立起来的技能和资源却会帮助我们提高生存概率。

Fredrickson 指出，正是这种对我们思想－行为（thought-action）的窄化效应（narrowing effect）区分了积极和消极情感。当我们经历消极情绪时，我们的注意力变狭窄了，我们感到"被困住了"。寻求解决之道的常见办法是深入地探究问题——有时在治疗师的协助下，由此产生更多消极情绪，使注意力继续窄化，加剧了困顿的感受，使状况持续。消极情绪将人们带向更狭隘的思路，这也吻合它们触发的特定行动倾向。当人们愤怒时，会耿耿于怀地想报复或者扯平；当焦虑或害怕的时候，会总惦记着逃跑或避免受伤害；当悲伤或痛苦时，会念念不忘那些失去的东西。

Fredrickson 发现，积极情绪能拓展我们的思想－行为能力，并且从身体、智力、心理和社会关系上，建构出持久的个人资源。感觉积极的人们还会展现出更加灵活、非凡、创新和包容的思维模式。面对信息和选择，他们的思维更高效、更开放。

Fredrickson 进行了随机的、对照的实验室研究。参与者被随机分配去看电影，有的电影会引发积极情绪，比如开心和满足；有的电影会引发消极情绪，比如恐惧和悲哀；有的电影不带来任何情绪。相比于其他条件，有积极情绪体验的参与者们显示出更高的创新力、发明力和"大局观"。纵向研究表明，积极情绪在发展长期资源（例如心理韧性和心理丰富度）上，起到了重要作用。那些表达或报告了更高水平的积极情绪的人们，展现出更有建设性和灵活性的应对方法、更抽象的思维能力和更长远的考虑，以及在消极事件发生后能与其拉开更大的情感距离。

Fredrickson（2000）还发现对于消极情绪的影响，积极情绪还有着解药的作用。因为互斥，积极情绪对于消极情绪有一种**撤销功能**。消极情绪在某种程度上窄化了思想 – 行为能力，唤起了支持对应行动的生理改变，然而起反作用的积极情绪拓展了思想 – 行为能力，能够抵消或撤销为特定行为所做的心理准备。通过使机体恢复到生理激活的基线水平，积极情绪具有减轻消极情绪带来的心血管后遗症的独特能力。

练习 1. 打开积极性的开关

我们都有开启或关闭积极性的能力。现在请尝试打开积极性的开关。不论你是正坐在客厅里、在卫生间、在开车还是搭乘汽车或火车，请问问你自己："我现在的处境中有什么是好的？""是什么使我幸运地置身此处？""我的现状中有哪些方面该被我当作值得珍惜的礼物来看待？它对我和其他人有什么好处？"花些时间用这种方式来思考，可以点燃感激之心。用片刻来品味和享受美好的感受。

现在请关闭积极性。破坏积极性的问题例如"这儿出了什么问题？""是什么在让我烦恼？""有什么地方应该是不同的和更好的？""该责备谁？"问自己这些问题，跟随由此产生的一连串想法，看看积极性是如何骤降的。（Fredrickson，2009）

与传统心理治疗相反，焦点解决聚焦于增加**积极情绪**。"当你期待的结果实现了，你会有什么感受？""当你注意到你采取的步骤是在正确的方向上，你会想什么？做什么？会有什么不同的感受吗？"通过询问之前的成功和优势，把昔日的美好唤回，也能够触发积极情绪。

询问开放性问句（"你会怎么知道这次会谈是有用的？"）有助于拓宽很多想法和行动。运用想象力，例如**奇迹问句**或者其他未来导向的技术（请见第五章），也能够创造出积极情绪，并且对我们扩展想法和行动的能力产生强大的影响。赞美和优势问句（"你是怎么做到的？""你是怎么决定那样做的？"）的应用进一步引发积极情绪。焦点解决治疗师会留意来访者的优势和资源，并且赞美他们，或者将那些资源"回放"给他们（请见第六章）。焦点解决有助于营造一种氛围，使积极情绪能够生机勃勃，而问题可以被转化为某种积极的东西：新的、更好的生活。

故事 1. 对修女的研究

"她们从此过上幸福的生活。" 180 位天主教修女的自传，创作于她们平均年龄 22 岁时，其中的情绪内容被打分，然后和她们在 75 ~ 95 岁之间的生存率做关联。这些作品中体现出的积极情绪和死亡率之间存在着很强的负相关。随着积极情绪在早期生活中四分位排名的提高，死亡的风险降低，其结果是最低四分位者的死亡率是最高四分位者的 2.5 倍。可见，早期自传中的积极情绪内容与 60 年后的长寿紧密相关。（Danner，Snowdon & Friesen，2001）

平衡积极和消极情绪

消极情绪和积极情绪一样，也是生活丰富性的组成部分，并且起到和身体的疼痛同等重要的作用，提醒着我们有些问题亟待解决。因此，消极情绪理应被视为我们日常生活中自然存在甚至是有所裨益的部分。

Fredrickson（2009）的"积极比例"（positive ratio）——积极和消极想法、情绪与行动之间的比值——揭示了一个大约为 3（积极）∶ 1（消极）的临界点。在这个点上，人们会体验到积极性对生活的改观；对于那些高于 3 ∶ 1 这个比例的人们，可通过积极性预见其开放和成长，人们会沿着一个被积极性赋能的上行螺旋被吸引进去。低于这个比例，人们会被消极情绪拽进一个下行螺旋中，并且可能会变得抑郁。

幸福感是由三个因素构成的函数：高积极情感、低消极情感和高生活满意度。生活健康幸福的关键是有高的积极比例。我们可以通过增加积极情绪或者减少消极情绪（或两者兼有），来改善我们的状态。

减少消极情绪并不会自动增加积极情绪。Grant 和 O'Connor（2010）发现在教练对话中，聚焦问题的问句和焦点解决取向的问句会带来不同的结果。聚焦问题的问句（例如：有什么在困扰着你？）虽然会减少消极情感，提高自我效能感，但不能增加积极情感或者增进对问题本质的理解。而焦点解决取向的问句能减少消极情感，提高自我效能感，除此之外，它们还能增加积极情感和增进对于问题本质的理解。

Gottman（1994）研究了婚姻中的积极比例。他把婚姻分成两组：①存续的婚姻，双方都感到满意（幸福的婚姻）；②破裂的婚姻，在婚姻中双方感到不满、疏远，分居或者离异。他发现在健康幸福的婚姻里，积极比例大概为 5 ∶ 1。与此相对，在乏味和失败的婚姻中，积极比例通常低于 1 ∶ 1。Gottman 指出，为了让关系健康幸福，每一个不赞同的意见或者消极的信号，需要搭配五个积极的互动。根据他对每对伴侣 15 分钟录像的观察，并记录他们的积极和消极互动的比例，他能够预测出参加研究的 700 对伴侣中，哪些仍会在一起，哪些将会分手，准确率高达 94%。

对于个人、夫妻和商业团队，过得健康幸福——或者相当不错——都伴随着 3 ∶ 1 以上的积极比例。相形之下，在不能克服抑郁症的个人、婚姻失败的夫妻，以及不受欢迎和入不敷出的商业团队那里，这个比例甚至会低于 1 ∶ 1。

尽管对于积极比例的经验性证据存在争议，但是积极性在人们生活中的重要性仍然是不争的事实。

故事 2. 我能选择

喜剧演员 Groucho Marx（2002）说，每天早上当他睁开眼睛，他都对自己说："我，而不是事情，有权来决定我今天过得快乐还是不快乐。我能选择它将是哪一种。昨日已逝，明日未至。我只有一天，便是今日，而我将快乐地度过。"

本章的 SF 问句

1. "当你期待的结果实现了，你会有什么感受？"

2. "当你注意到你采取的步骤是在正确的方向上，你会想什么？做什么？会有什么不同的感受吗？"

3. "你会怎么知道这次会谈是有用的？"

在下一章，我们将详细讨论焦点解决短程治疗和很多焦点解决核心问句。

第二章

焦点解决短程治疗

概 述

焦点解决短程治疗帮助来访者发展对更好的未来的愿景，并采取步骤令其发生。本章介绍了焦点解决和它的理论、历史、适应证和研究。焦点解决问句是 SFBT 的核心，它们邀请来访者变换思路，注意积极的不同之处，并帮助他们在生活中做出想要的改变。本章将呈现四个基本的焦点解决问句。

焦点解决短程治疗

SFBT 是对一套原则和工具的实用主义式应用，最贴切的描述也许是"以最短路线找到有效方法"。如果有效（变得更好），就多去做它；如果无效，就换成别的。

SFBT 的本质是非学术的。它所追求的是找到"此时此刻，此情此景下，对此来访者有效的东西"。与传统心理治疗强调分析问题相反，它强调建构解决方案。SFBT 并不主张解决人们的问题或者治愈他们的病症，而是帮助来访者实现他们期待的未来，因此给问题做分类或诊断往往就无关紧要了。当然，当来访者实现了他们期待的未来时，他们的问题可能会（也可能不会）烟消云散（Bannink & Jackson，2011）。

SFBT 的目标是帮助来访者形成对更满意的未来的愿景，并且引导来访者和治疗师对于能够将愿景变成现实的优势和资源形成更深刻的认识（De Jong & Berg，2002，p.xiii）。SFBT 是一种基于优势的方法，尽可能少地强调过去的失败和问题，而关注曾经的成功和例外（问题应该发生却没有发生的时候）。在构建解决方案时，来访者被视为自己生命的专家。

焦点解决治疗师聆听那些往往充斥着问题的对话，并从中寻找切入口。这些切入口可以是来访者说在自己的生活里想做些什么不一样的，他们的例外、优势和资源，也可以是能够帮助他们接下来的行动的那些人或事。来访者的解决方案不一定和任何确定的问题相关。他们被鼓励去找出什么是有效的，并且增加有用行为的频率。状况的改善通常是通过将注意力从对现状的不满转移到一个积极的目标上来实现的。这个注意力转移的过程包括三个步骤：

1. 承认问题（"这对你来说一定很难。"）。

2. 提出改变的愿望（"所以我猜想你可能希望情况有些不一样？"）。

3. 询问期待的未来（"你希望情况有什么不同？"）。

SFBT 以**社会建构主义**为基础，这一理论认为：个人对于什么是真实的概念——包括他／她对于问题本质、能力以及可能的解决方案的感觉——是在他们的日常生活里与他人的沟通中建构出来的。人们在与他人的交流中对事件赋予意义，在这个过程中，语言起到了核心作用。在社会的参照系之内，观念和定义发生着转变；所以，赋予意义并不是一个孤立的活动。个人是在他们所处社会的影响下，调整着赋予意义的方式。

社会建构主义的观点可以用来审视治疗师本身和治疗师与来访者间的对话是如何帮助来访者创造出一个新的现实的。来访者在改变方面的潜质与他们能开始以不同视角看待事物有关。在焦点解决关于期待未来和例外的对话中，这些对现实的观点和定义发生着转变。焦点解决问句标记出了来访者的目标和达成目标的解决方案，并假定这些在来访者的生活中已经存在着。

De Shazer、Berg 和他们的同事在 20 世纪 80 年代发展了 SFBT。他们扩展了 Watzlawick、Weakland 和 Fisch（1974）的发现：不成功的问题解决方法往往会使问题持续，而了解问题的根源并不（总）是必要的。De Shazer（1985）的主张包括：

- 解决方案的形成不必与问题相关。分析问题本身不会有助于找到解决方案，而分析问题的例外却可以。
- 来访者是专家。他们决定了目标和实现它的道路。
- 不破不补。对来访者认为积极的东西不要干涉。
- 多做有效的事，即使它可能是预料之外的。
- 如果某事无效，就做别的。无效的事情做再多也没用。

De Shazer 和他的同事们发现，治疗师的三种行为能够使来访者讨论解决方案、变化和资源的可能性提高 3 倍：

1. 引导提问："如果你不想看到问题，那么你想看到的是什么？"

2. 关于细节的提问："你具体做了什么不一样的事？"

3. 口头奖励（赞美）和提出能力问句："你今天是怎么设法来到这里的呢？"

SFBT 可以作为单一疗法或与聚焦问题的疗法相结合，适用于所有工作环境。根据问题的性质，可以选择聚焦问题的疗法（如药物治疗），在其中焦点解决的补充应用通常很有价值。治疗师的态度、对目标制定的关注，以及挖掘来访者和他／她的环境所拥有的往往令人震惊的庞大能量，都是取得成功结果的关键因素。因为对来访者改变的动机给予了大量关注，SFBT 也适用于治疗与成瘾相关的问题。

SFBT 是否能应用于慢性和严重的精神疾病案例？答案是也适用。总有些人能够尽可能地超越和跳出精神疾病，重新找回他们的生活和身份。O'Hanlon 和 Rowan（2003，p.ix）指出：

随着时间的推移，我们越来越相信，传统的病理学语言、标签、信念体系和治疗方法可以抑制积极的改变。事实上，来自治疗环境、治疗师、家庭成员和来访者本人的无意识及不幸的暗示都可能导致令人绝望的局面。治疗无意间引起的医源性气馁通常是由对人类观念和行为的令人遗憾的看法所导致的。

故事 3. 身中毒箭

如果一个人被毒箭射中，却说："没找出来是谁、从哪里、怎么射的箭，就不要把箭拔出来。"此人定然难逃一死。

SFBT 不需要做大量的**诊断**。"即使治疗师没有先详细了解事情的来龙去脉，干预措施也能引发改变。"（De Shazer，1985，p.119）人们可以选择立即开始治疗，如有必要在后期再关注诊断。不过在来访者患有或者疑似患有严重精神障碍的情况下，是有必要进行全面诊断的，因为像追踪潜在的器质性病变之类的问题会对治疗结果产生直接的影响。

是否需要进一步诊断，随着初次或后续会谈，自然就会变得清楚起来——比如，来访者的病情是否恶化或者治疗是否没能带来积极的结果。人们可以把**分级诊断**当作近似于**分级护理**来看待（Bakker，Bannink，& Macdonald，2010）。

Duncan（2010）指出，与医学治疗不同，诊断是心理疗法的一个有欠妥当的起点。心理健康的诊断与治疗结果或住院时间无关，并且按渡渡鸟裁决（do do verdict）（所有心理疗法都平等，每个都是赢家）来看，诊断也不能给找到解决问题的最佳方法提供可靠的指导。此外，诊断也不该是一个标签，而是应该带来能让来访者充分发挥其潜力的支持。

是否有可能不讨论问题就解决问题？答案是肯定的。只要说"假设有一个解决方案"，并邀请来访者去考虑：

- 这个解决方案会对他们的生活和重要他人的生活造成什么

影响？

- 他们所做（和／或想、感到）的会有什么不同？

- 谁会第一个注意到？

- 如果解决方案起效了，那么第一个小迹象是什么？

- 谁会是最不惊讶的？

- 还有什么会变得更好呢？

如今，SF取向的方法正成功地应用于心理治疗、教练、冲突管理、领导力、教育和体育等领域。SFBT基于超过20年的理论发展、临床实践和实证研究。Franklin、Trepper、Gingerich和McCollum（2012）指出，SFBT是一种以实证为基础的心理治疗形式。关于结果研究的元分析报告显示，SFBT对广泛的话题和人群都能带来小到中等的积极结果。在近期精心设计的研究中，当将SFBT与已确立的治疗方法相比较时，有证据表明它与其他实证方法不相上下，在带来效果的同时大幅减少时间和成本。

Gingerich和Peterson（2013）总结了43项研究，其中的32项（74%）研究报告SFBT带来显著的积极成效，10项（23%）报告了积极的趋势。对于治疗成效最有力的证据来自对成人抑郁症的治疗，其中有四项研究发现，SFBT可以与其他成熟的治疗方法相媲美；有三项研究分析了治疗的时长，都发现SFBT比其他形式的心理疗法使用了更少的次数。这些研究提供了证据，表明SFBT是能带来多种行为和心理成效的有效疗法，此外，它还比传统的方法更短程高效，因此更节约成本。

问题导向谈话还是解决导向谈话

焦点解决治疗师在治疗过程中使用**操作性条件反射**原则。操作性条件反射是指通过强化和惩罚来改变行为。焦点解决治疗师对**解决导向谈话**给予积极强化（对关于目标、例外、可能性、能力和资源的谈话给予关注），而对**问题导向谈话**给予消极惩罚（对关于问题、原因、不可能和弱点的谈话不加注意）。这并不意味着不允许来访者谈论问题，或者 SFBT 害怕谈问题。治疗师尊重地倾听来访者的故事，他们只是不探求所提出的问题的细枝末节，因此不会强化对问题的讨论（见表 2.1）。

表 2.1　问题导向谈话和解决导向谈话之间的区别

问题导向谈话	解决导向谈话
对话围绕问题、来访者不想要什么、原因、消极情绪、缺点、欠缺、风险、失败和不想要的 / 恐惧的未来	对话围绕来访者想要什么、例外情况、积极情绪、优势、能力和资源、机会、成功和期待的未来

练习 2. 提高解决导向谈话的比例

治疗会谈中，你将百分之多少的时间用在了解决导向谈话上，来询问来访者他们期待的未来、能力、成功，以及在他们的生活中什么是有效的？百分之十？百分之二十？百分之五十或者是零？假设你是来访者，你希望你的治疗师在治疗期间如何分配他/她的时间？你想被邀请谈谈你的能力、成功和解决方案吗？你可能会的！所以，为什么不把这部分时间占比提高10%（例如，如果你用了 10% 的时间，就增加到 20%），并且留意这给你的来访者和你自己带来什么不同呢？

焦点解决问句

你所获得的答案取决于你所提出的问题。焦点解决问句构成了焦点解决治疗师工具包的一大部分，它们位于 SFBT 的核心。这些问句邀请来访者去思考转变，并帮助他们在生活中做出自己想要的改变。提出焦点解决问句并不是为了收集信息，成为来访者生活的专家。这些问句更像是一种邀请，让我们做不同的思考——去留意积极的不同并取得进步。

焦点解决治疗师采用一种"未知"的态度。他们允许自己从来访者以及来访者生活的环境中获得指导，而这些决定了解决方案会被怎样构想出来。这种态度的另一个方面是"身后一步的引导"。在这种情况下，治疗师就好比是站在来访者的身后，用焦点解决问句轻拍他们的肩膀，邀请他们看向自己期待的未来，并且为了实现它，去设想广阔的可能性。

通过 SF 问句，治疗师请来访者描述最小的进步迹象，并且鼓励他们将这些最微小、最简单的进步坚持下去。这使来访者能够以一种安全和渐进的方式体验到对问题的掌控感，而不会被他们还准备不足的任务吓到或是被压垮。这些小的改变为越来越大的改变铺平了道路。SF 问句在鼓励来访者参与和制订他们自己的治疗计划方面卓有成效，并且在这个过程中，潜移默化地创造出一个充满希望的语境（Dolan，1991）。

对话的微观分析（microanalysis of dialogue）（Bavelas，Coates，& Johnson，2000）旨在对治疗师和来访者之间的对话序列进行细致的、可复现的考查。在分析对话的视频记录时，会用到两种工具：形塑分析（analysis of formulations）和问句分析（analysis of questions），后者是对问句如何（有意或无意地）作为治疗干预措施发挥了作用加以分析（见本套书的焦虑分册）。治疗师在他们的会谈中做了什么，以及语言的共同建构性质在对话中如何重要——微观分析通过提供这些证据来补充研究的结果。

共同建构一段对话可以被比作治疗师和来访者之间的双人舞或二重唱。焦点解决对语言的字斟句酌包括：

- 把"如果"改为"当"：把"如果我克服了抑郁，我就可以做我想做的事"变成"当我克服了抑郁，我就可以做我想做的事"。

- 把"不能"变成"暂时没能"：把"我不能把过去抛在身后"变成"我暂时还没能把过去抛在身后"。

- 把问题从内部的变为外部的：把"我觉得抑郁"变成"抑郁已经影响我一段时间了"，把"我是一个消极的人"变成"消极经常对我说话，而我大多数时候会听它的"。

- 在谈论问题时用过去时态，在谈论来访者在生活中想要什么不同时用未来时态：把"我永远无法从发生在我身上的事中恢复过来"变成"所以，到现在我还没能从发生在我身上的事中恢复过来。当我能做到的时候，我的生活又将会有什么不同呢？"

练习 3. 开场问句

你开始一次（初次）会谈时会用什么样的开场问句？你会倾向于使用以问题为中心的问句（"你的问题是什么？"或者"什么在

困扰着你？"）吗？你会选择中立的问句（"是什么把你带到这里来的？"）吗？你会问出暗示你会全力以赴的问句（"我能为你做些什么？"）吗？或者你会问 SF 问句（"你希望生活中有什么不同？"或者"我们什么时候才能停止见面呢？"）或者奇迹问句（见第五章）吗？尝试所有的可能性，并留意来访者反应的差别以及会谈氛围的不同。

四个基本的焦点解决问句

四个基本的焦点解决问句（Bannink，2007，2010a）可以用在整个疗程或每次会谈的开始。

1. "你最希望的是什么？"

2. "那会带来什么不同？"

3. "什么是有用的？"

4. "接下来的一个进步的迹象会是什么？"或者"你下一步会做什么？"

第一个基本的焦点解决问句是："你最希望的是什么？"

希望是最强有力的心态、情感、思想、信念和动力之一。它对人类至关重要，它能让人们有生气。它能让人们早晨从床上爬起来。希望能让我们即使面对严峻的逆境，也能继续前行。当全世界都说着"放弃吧"时，希望却低语道"再试一次"。

提供一个愿景，相信改变是可能的，相信还有更好的方法来处理状况，这在治疗里非常重要。SFBT 十分契合这个价值观，因为"构建解决方案"就是通过询问来访者最希望的是什么以及它们会带来什么不同，发展出一个完善的目标。这些问句鼓励来访者细致地想象他们生活可能的样子。它培养希望和动力，促进自主决定。SFBT 还抵制任何给来访者带来虚假希望的倾向。是来访者来定义他们自己对于改变的想象，并且作为了解他们处境的专家，澄清期待的未来中哪些有可能发生、哪些不可能发生。

关于希望的问句与关于期待的问句是不一样的。"你对治疗有什么期待？"是在邀请来访者从治疗师那里寻求问题的解决方案。

第二个基本的焦点解决问句是："那会带来什么不同？"

来访者被邀请用积极的、具体的和现实的措辞来描述他们期待的未来。他们的反应、他们的互动又将有怎样的不同呢？他们的生活将会有什么不同呢？他们会做什么不同的事情，让其他人知道他们已经到达了期待的未来？通常让他们前来治疗的问题并不在对期待未来的描述中，有些来访者表述在他们期待的未来中问题尽管仍然存在，但不再困扰他们了。

De Shazer（1991）指出，差异就是治疗师和来访者的一个重要工具。差异本身并不能自发地起作用；只有当被识别出时，它们才能被利用，发挥作用。寻找例外是询问差异的另一种方式。"当问题现在／曾经不那么严重时，有／有过什么不同？""你做／做过什么不一样的事？其他人做／做过什么不一样的事？"或者"在现在／以前的什么时候，你已经看到了一点期待的未来（目标）？"这么做能揭示出在稍微好些的时候，什么是有效的；一些在过去曾经有帮助的东西可能会被重新使用。此外，量尺问句也有助于发现积极的不同。量尺问句可以用于询问有关进步、希望、动机或者信心的问题（见第六章）。

练习 4. 假设事情可以改变

邀请来访者去思考一些他们希望看到改变的事情。询问："假设事情可以改变，那会带来什么不同呢？还有什么不同？还有吗？"拭目以待他们可能会怎样想出比你或他们自己料想的更多的东西 [这被称为向上箭头技术（upward arrow technique），作为在CBT中使用的向下箭头技术（downward arrow technique）的对应，见 Bannink（2012a，2014b）的描述]。

第三个基本的焦点解决问句是："什么是有用的？"

治疗师可以从询问治疗前的改变开始（见第四章）。大多数来访者在去看治疗师之前都尝试过其他办法。普遍的假设是当治疗师开始帮助他们解决问题时，来访者才开始改变，但其实改变发生在所有来访者的生活中。当被问及时，三分之二的来访者报告说，在做预约和初次会谈之间就发生了积极的改变（Weiner-Davis，De Shazer，& Gingerich，1987）。探索治疗前的改变往往显示出新的和有用的信息。当来访者报告情况好转了，哪怕只是一点点，问一些能力问句："你是怎么做到的？""你是怎么决定这么做的？""你是从哪儿找到这个好主意的？"

例外问句经常被用来发现什么是有效的（见第六章）。这些问句对许多来访者（以及治疗师）来说都是新的，他们更习惯于以问题为中心的问句。只有当被问到例外，即解决方案的关键时，他们才可能头一次开始去留意它们。解决方案通常是基于之前被忽略的积极的不同之上。治疗师在探索了这些例外之后，要赞美来访者做的所有事情。

还可以增加一个量尺问句："在一个量尺上，10 代表你实现了

期待的未来，0 代表你拿起电话做这个预约时的状态，你觉得自己现在在哪里呢？"（见第六章）

第四个基本的焦点解决问句是："接下来的一个进步的迹象会是什么？"或者"你下一步会做什么？"通过询问"你下一步会做什么？"治疗师邀请来访者（也许是头一次）真正去思考他们自己可以做些什么来改善情况，而不是等待别人或治疗师提供解决方案。

这个问句只有在来访者想要或者需要沿着量尺进一步向上时，才会被提出来。在现状就是当前可能达到的最好的情况时，就要询问来访者是如何维持现状的。询问下一个进步迹象的问句是开放的，回答可以是关于任何人、要做什么、何时会做的。进步的迹象也可能是不需要来访者采取行动就会发生的某些事情。与关注来访者的内心生活以及问题的成因相反，焦点解决治疗师邀请来访者采取行动。

这四个基本的焦点解决问句可以被看作**万能钥匙**：能打开各种锁的钥匙。在使用这些钥匙之前，不必先去探索和分析这些锁（每个问题）。这些钥匙可用于所有轴 I 和轴 II 障碍。

案例 1. 从未来回到当下开展工作

SFBT 从未来回到当下开展工作。遭受严重抑郁发作的来访者可以考虑以下几点：

- "假设我已经完全康复了。是什么帮助我康复的呢？"

- "我会怎样鼓起勇气去做呢？"

- "会是什么能给我力量去做出这些改变？"

- "在我完全康复后，我生命中重要的人们（伴侣、朋友、同事）会怎样说？"

- "在他们看来，会是什么帮助了我康复呢？"

本章的 SF 问句

4. "你希望情况有什么不同？"

5. "你具体做了什么不一样的事？"

6. "你今天是怎么设法来到这里的呢？"

7. "假设有一个解决方案。那会对你的生活和其他重要他人的生活造成什么影响呢？你所做（和／或想、感到）的会有什么不同？谁会第一个注意到？表示解决方案起效了的第一个小迹象是什么？谁会是最不惊讶的？还有什么会变得更好的呢？"

8. "你希望生活中有什么不同？"或者"如果你不想看到问题，那么你想看到的是什么？"

9. "我们什么时候才能停止见面呢？"

10．"你最希望的是什么？那会带来什么不同？"

11．"什么是有用的？"

12．"接下来的一个进步的迹象会是什么？"或者"你下一步会做什么？"

13．"当问题现在／曾经不那么严重时，有／有过什么不同？你做／做过什么不一样的事？其他人做／做过什么不一样的事？"或者"在现在／以前的什么时候，你已经看到了一点期待的未来（目标）？"

14．"假设事情可以改变，那会带来什么不同呢？还有什么不同？还有吗？"

15．"你是怎么做到的？"或者"你是怎么决定这么做的？"或者"你是从哪儿找到这个好主意的？"

16．"在一个量尺上，10 代表你实现了期待的未来，0 代表你拿起电话做这个预约时的状态，你觉得自己现在在哪里呢？"（后续使用量尺问句。）

　　在下一章中，我们将介绍几种传统的抑郁症治疗方法以及焦点解决方法，并概述这些方法之间的区别。传统的方法和焦点解决方法也可以被结合起来，帮助来访者达到他们期待的未来。

第三章

抑郁症的治疗方法

概　述

本章描述了治疗抑郁症的几种传统的方法以及焦点解决方法。在心理学和精神病学范畴，从关注缺陷到关注资源的范式转变虽然缓慢但令人瞩目。本章概述了这两种范式之间的区别。传统的方法可以和焦点解决方法相结合，帮助来访者达到他们期待的未来。

抑郁症治疗的传统方法

大多数心理治疗模型都采用了病理学模式，它们的目标是运用问题解决范式来减少痛苦。在这些模型中，有精神分析、以来访者为中心疗法以及认知行为疗法（CBT）等。

如前所述，抑郁症的认知模型强调消极性，特别是与自我相关的方面（Clark，Beck，& Alford，1999）。因此，CBT 的目标是帮助来访者解决问题，从行为上激活，并且识别、评估和回应他们的抑郁想法，尤其是对他们自身、世界和未来的消极想法。当来访者学会以一种更现实和更具适应性的方式来评估他们的思维时，他们的情绪状态和行为将得到改善。CBT 治疗师也在更深的认知层面上工作，即工作于来访者对他们自己、他们的世界和其他人所持有的核心理念。对造成功能失调的底层理念加以修正可能会产生更持久的改变。

近来，CBT 的关注重点发生了变化。例如，J. S. Beck（2011）强调了积极性。Beck 表示，大多数来访者，尤其是那些抑郁症患者，往往会过分关注消极性。他们在处理积极信息方面的困难导致他们发展出了一种扭曲的现实感。为了抵消这一抑郁症的特征，治疗师应该不断地帮助病人关注积极面。根据 Beck 的说法，来访者会被邀请：

- 在治疗评估时（作者注：在我看来，这有点晚了），探究他们的优势（"我的优势和积极的品质是什么？"）。
- 从前一周找到积极事实（"从我上次到这里来以后，都有什么积极的事情发生了？"）。
- 寻找与他们消极的自动化思维和观念相反的信息（"有什么

积极的证据证明，也许我的想法是不正确的？"）。

- 寻找积极的信息（"这说明了我的什么？"）。
- 留意积极应对的例子。

此外，治疗联盟（therapeutic alliance）应该用来显示治疗师将来访者当作有价值的人看待。治疗师也可以布置家庭作业，以促进他们的来访者体验快乐和成就感。

Bannink（2012a，2014a）开发了 CBT 的一种新形式，她称之为**积极 CBT**。这种方法整合了 SFBT、积极心理学和传统的 CBT。例如，在积极 CBT 中，功能性行为分析不是由问题本身，而是由问题的例外组成的。监测也是针对问题的例外的，而向下箭头技术（着重于特定情况下消极反应所对应的支持性信念）也被向上箭头技术（着重于积极反应和例外的支持性信念）所取代。在向上箭头技术中使用的问句有：

- "最好的结果是什么？"或者"最好的情况是什么？"
- "假设这种情况发生了，会对你自己和其他人带来什么影响？"

竞争记忆训练（competitive memory training，COMET）在识别出消极自我评价后，瞄准了提升自我价值感的积极事例。借助想象、姿势、表情和音乐的帮助，使那些积极特征明显的体验在情感上更加突出和更具竞争力（Brewin，2006）。运用对抗性条件技术，使被增强的积极自我评价与和低自尊相关的触发因素建立联系。竞争记忆训练也被用作进食障碍、人格障碍和抑郁症的跨诊断治疗方法。

基于正念的认知疗法（mindfulness-based cognitive therapy， MBCT）结合了植根于佛教思想的正念冥想和西方 CBT。正念包括关注当下每时每刻的体验，无论它是愉悦的、不快的，还是中性的。它既增加了开放的觉知，使注意力更加集中，又减少了自动化效应。在复发性抑郁症患者中，MBCT 的复发率是常规治疗的一半，相当于长期服用抗抑郁药。正念训练改变了一些大脑回路的基本代谢。就目前所知，这些回路构成了情绪反应的基础。正念训练还减少了与消极性相关的脑回路的活动，并增加了与积极性相关的脑回路活动（Davidson et al.，2003）。

同情聚焦疗法（compassion-focused therapy，CFT）是为有高度羞耻心和自我批评的来访者开发的，这些来访者经常发现体验积极情绪（接受他人的慈悲和自我关怀）很困难。因为羞耻感和自我批评是跨诊断的过程，与多种心理障碍有关，所以 CFT 是以过程为中心，而不是以障碍为中心的。治疗技术包括使用意象构建一个富有同情心的自我，以及用富有同情心的自我的意识来参与个人有困难的领域（Brewin et al.，2009）。Gilbert（2010，p.11）说："越来越多的证据表明，我们试图成为的那种'自我'将影响我们的幸福感以及社会关系，富有同情心的自我认同，而不是关注自我的自我认同，能带来更好的结果。"

Fredrickson（2009）介绍了另一种以同情心为中心的干预方法，称为**慈悲冥想**（loving-kindness mediation）。它旨在唤起积极的情绪，特别是在人际关系的背景下。这种技巧被用来增强对自己和他人的温情与关怀。和正念一样，慈悲冥想也是从古代佛教修行演变而来。在被引导的意象中，来访者将这种温暖与柔和的感情投向某个和善的人或动物，然后是他们自己，继而是投向不断扩大的他人圈子（到陌生人，最终甚至是到与他们有消极关系的人）。

认知偏差矫正（cognitive bias modification，CBM）既针对解释偏差，也针对积极意象（Holmes，Lang，& Deeprose，2009）。对抑郁症的认知解释强调了认知偏差的重要性。抑郁和其他情绪障碍的特征是解释偏差：一种以消极方式来解释信息的倾向（Beck，1976）。抑郁情绪也与缺少生成关于未来的积极意象有关。消极的侵入性意象、缺乏积极的意象，以及消极的解释偏差，既可以单独地又可以互动地维持抑郁情绪。Blackwell 和 Holmes（2010）发现了认知偏差矫正有效性的初步证据，为发展一种新型的计算机化的抑郁症疗法铺平了道路。

意象可以用来去除和转换消极图像，或创造和构建积极图像。发轫以来，认知疗法一直强调心理意象的作用（Beck，1976）。Beck 观察到，改变令人沮丧的视觉认知会导致显著的认知和情感切换。意象在 CBT 干预措施中，如系统脱敏（systematic desensitization，SD）和冲击疗法（flooding）中，起着重要的作用。

意象重构（imagery rescripting，ImRs）会修改令人痛苦的图像，以改变与之相关的消极想法、感觉和 / 或行为。Arntz 和 Weertman（1999）描述 ImRs 在治疗噩梦、创伤后应激障碍、丧亲、侵入性图像和进食障碍中的应用。它不仅可以克服问题，还可以帮助来访者形成对自己的积极看法，提升自主性和幸福感。

侵入性图像在心理障碍中十分常见，因此它也成为基于意象的干预的显著目标。此外来访者经常感到缺乏积极、适宜的意象，例如，抑郁症患者往往对未来缺乏快乐、可预测的意象（Hackmann，Bennett-Levy，& Holmes，2011）。

Vasquez 和 Buehler（2007）发现，想象未来的成功（积极意象）可以增强人们去实现它的动机。研究表明，对于未来自我的积极想象，能够通过帮助人们表述他们的目标以及实现这些目标的行为，达到激励行动的效果。因此，想象未来事件的行为本身不仅让这些事情看起来更有可能性，也有助于去实现它们。

积极意象被用于目标设定和技能训练，也被用在检查、评估和调整，以便解决问题和微调技能。之前持有强烈消极信念的来访者被鼓励去形成对自身的新看法。

接纳承诺疗法（acceptance and commitment therapy，ACT）与CBT 的不同之处在于，它不是试图教人们控制他们的思想、感情、感觉、记忆和其他东西，而是教他们注意、接受和悦纳这些东西，尤其是不想要的东西。ACT（Hayes，Strosahl，& Wilson，2003）帮助来访者澄清他们的个人价值观并采取行动，为他们的生活带来活力和意义，并增强他们的心理弹性。有初步证据显示了 ACT 对治疗慢性疼痛、抑郁、焦虑、精神病和进食障碍的有效性。

积极心理学（positive psychology，PP）是一门主要关心理解人类的积极思想、感觉和行为的学科，是系统理解心理现象的实证追求，最终是一门创造和运用干预手段的应用学科。PP 由乐观、希望、自我效能感、自尊、积极情绪、福流、幸福、感激等一系列构念组成。

积极心理学研究的是什么使生命有价值，什么使个人和社群健康幸福。它研究个人、人际和工作的最佳功能所需的条件与过程（Bannink，2009a，2012b）。积极心理学展现了专业人员的努力，通过承认优势和不足，以及压力源之外的环境中的资源，来帮助人们优化人类功能。对心理健康的研究，与长期以来对心理疾病及其流行性和疗法的兴趣，既迥然不同，又相得益彰（Keyes & Lopez，2005）。Bannink 和 Jackson（2011）还介绍了积极心理学与 SFBT 之间的异同。

有一系列的**药物治疗**可用于抑郁症。药物治疗本身就可以缓解症状。心理治疗［如 CBT、人际心理治疗（interpersonal psychotherapy，IPT）］无论是单独使用还是结合药物治疗，已被证明对治疗轻度至中度抑郁症以及预防复发都是有效的。对所有人，药物结合心理治疗都提供了最快和最持久的疗效。联合治疗与抑郁症状改善率的显著升高、生活质量的提高和更好的治疗依从性都息息相关。

McKay、Imel 和 Wampold（2006）发现，精神科医生和治疗都有助于抑郁症的改善。考虑到精神科医生对治疗结果的差异有更大的影响，McKay 等人得出结论，卓有成效的精神科医生可以增强抗抑郁药物和安慰剂有效成分的效果。Ankarberg 和 Falkenstrom（2008）发现，抗抑郁药物治疗其实主要是一种心理治疗。这一发现对当代抑郁症治疗方法的科学地位有着深远的影响；它也影响着在抗抑郁药物治疗中，医生的关注点。Ankarberg 和 Falkenstrom 发现，医生给予的支持的数量和质量比起药理学方面的考量（例如足够的药物剂量）更为重要。

焦点解决治疗抑郁症的方法

医学上的疾病通常是以某方面的缺陷为特点，因此对它们的治疗也意欲直接或间接地针对这种缺陷，使患者或者被治愈，或者至少不再被缺陷所阻碍。精神病学的历史也一直被类似的对缺陷的关注所主导。发展出的疗法都是用来消除或改善假定的缺陷的，即使对于缺陷特定性质的假设往往是推测而来的。这种对缺陷的关注既应用于药物治疗模型，也用于心理治疗模型，如精神分析或 CBT，旨在解决潜在的冲突或改变适应不良的思维和行为。这种对缺陷的关注有其局限性。例如，它可能会加强来访者的消极意象，减弱他们的控制感，让他们成为专家照顾的被动接受者。更重要的是，自 20 世纪 80 年代以来，精神病学研究中对缺陷的关注在形成更有效的治疗方法方面，充其量也只是推动了寥寥进展（Priebe，Omer，Giacco，& Slade，2014）。

然而，并不是所有的治疗模式都是针对缺陷开发的。相反，许多模式都想挖掘来访者的优势，并利用他们积极的个人和社会资源。不仅如此，对心理治疗结果长达 40 年的研究数据，对来访者在改变过程中起到的作用提供了强有力的实证（Miller，Duncan，& Hubble，1997）。是来访者，而不是治疗师，使治疗有效。因此，治疗应该围绕着来访者的资源、感知、经验和想法来进行安排。然而作为对成功最有帮助的一个因素，来访者以及他们对改变的倾向，却被排除在传统心理治疗的医学模式之外。

正如同在现代医学中一样，心理治疗解决问题的模式，也假定问题与其解决方案之间存在着必要的联系。这一假设成为该领域强调"在干预之前先评估问题"的基础。然而，De Shazer（1985）以及 Bakker、Bannink 和 Macdonald（2010）指出，治疗不必先从评估问题开始。如前所述，SFBT 的目的是帮助来访者描述他们所期待的未来的详细图景，并引导来访者和治疗师对那些能将他们的愿望变成现实的能力和资源形成更深刻的认识。

帮助抑郁症患者的 SF 问句有：

- "你是怎么熬过来的？"
- "你是怎么应对的？"
- "你还经历过什么困难？那时是什么帮助了你呢？"
- "有哪些当时曾帮助过你的东西现在又能对你有作用呢？"
- "你是怎么能够重获希望，相信生活将来能变得容易一些呢？"

- "有什么是抑郁没能够改变的呢？你是怎么设法做到的？"

- "在你的生活中，有什么是你希望继续保持的？"

- "是什么帮助你让抑郁在控制之中呢？"

- "在 10—0 量尺上，10 分代表你已经很好地处理了抑郁，0 分代表你对它毫无办法，你现在在几分？"（加上所有后续的量尺问句。）

- "你是怎么能安抚自己的呢？你是怎么做的呢？"

- "现在谁能安慰你，哪怕只是一点点？"

- "当你战胜抑郁症，你会怎么庆祝呢？"

也可以邀请来访者思考以下问题：

- "如果半夜会有一个奇迹发生，我足够好地克服了抑郁症，而不必再来这里了，且我对我的生活是（相对）满意的，那会有什么不同呢？"或者"假设我明天醒来，抑郁症不会再扰乱我的未来，我会注意到的第一个迹象是什么？"

- "当这些消极的想法和感觉在我的日常生活中不再是多么大的问题时，我会做什么不同的事情呢？当这些变化持续更长一段时间（几天、几周、几个月、几年）时，它们会让我的生活有什么不同呢？它们会给我与生活中重要他人的关系带来什么不同呢？它们又会给我们家族的后代带来什么不同呢？"

- "事情好转的最小迹象会是什么？这又会给我带来什么不同？取得进步的下一个小迹象会是什么？那之后的下一个呢？我会怎么知道我能更好地处理生活，或者生活对我来说更容易了一些呢？"

摆脱不幸和获得幸福是两回事。摆脱恐惧、愤怒或抑郁并不会自动地使你满怀平静、爱与喜悦。摆脱脆弱也并不会自动让你的力量更为强大。在传统书籍的标题里，也能发现如出一辙的、设定**远离型目标**的、聚焦问题的思考方式，比如《克服抑郁》或《走出完美主义之路》。

SFBT 绝不是害怕问题和抱怨。来访者有机会描述他们的问题或担忧，治疗师会尊重地倾听。但是问题性质和严重程度的细节却不会被追问，问题可能的原因也不会被加以分析。通过询问问题的例外情况，鉴别诊断的形式可以揭示出某些心理障碍是能够消除的（例如，当父母被问及例外情况时，一个在其他情况下被诊断为注意缺陷多动障碍的孩子似乎能够在教室里坐着不动）。

实践 SFBT 的另一种方式是给予应有的确认，即首先收集所有问题，然后将所有的问题描述转换成来访者想要看到的东西。随后，就可以丢弃之前那套问题了，要么撕掉它（如果问题已经被写下来了），要么忽略它，接着处理来访者在生活中想要的不同就可以了。

练习 5. 找到抑郁症的出路

邀请来访者每天晚上花五分钟的时间来反思他们那天是如何为自己和周围的人创造幸福的。他们可能会开始写他们追求快乐的日记（lsebaert，2007）。

1. "我在上一个小时里做了些什么，可能还不太糟糕？"

2. "别人做过什么是我可以感激的呢？我是否甚至会为此感到开心？我的反应方式是不是会让这个人再做类似的事情？"

3. "有什么我看到、听到、感觉到、闻到或品尝到的东西，是能让我感到快乐或感激的？"

抑郁症治疗方法之间的差异

表 3.1 显示了治疗抑郁症的传统方法和焦点解决方法之间的比较。它解释了从"问题解决"到"建立达成目标的解决方案"这一范式切换是如何应用于抑郁症的治疗的。

表 3.1　抑郁症治疗方法之间的差异

治疗抑郁症的传统方法	治疗抑郁症的焦点解决方法
以过去和问题为中心	以未来和解决方案为中心
治疗前诊断	分级诊断
关注消极情绪	关注积极情绪，承认消极情绪
术语是病人（医学模式）	术语是来访者（非医学模式）
治疗师已有一套关于变化的理论	来访者自有一套关于变化的理论
对话围绕病人不想要什么（问题）	对话围绕来访者想要得到什么（而不是问题）
缺陷模式：把患者视为受损坏的。这个病人是如何受到抑郁症的影响的？	资源模式：把来访者视为受影响但不是被损坏的，拥有优势和资源。来访者是如何应对抑郁症的？
寻找弱点和问题	寻找优势和解决方案：分析成功
患者（有时）被视为无动力（阻抗）	来访者被视为总是有动力的，只是他们的目标可能与治疗师的不同
治疗的目标是减少问题和消极影响	针对每个来访者设定个性化的治疗目标；治疗目标可能是增加积极情感
治疗师面质	治疗师接受来访者的观点，并询问："这是怎样对你有帮助的呢？"
讨论不可能的事	讨论可能性
治疗师是专家，对病人承受的抑郁有特殊的知识；治疗师提供建议	来访者和治疗师都有特定的专业领域；治疗师提出问题，以引出来访者的专业知识
抑郁总是存在的	抑郁总是有例外的
长期治疗	不同的 / 个性化的治疗时长
治疗目标是从抑郁中恢复（远离型目标）	治疗目标是来访者想要拥有的东西（朝向型目标），而不是抑郁

续表

治疗抑郁症的传统方法	治疗抑郁症的焦点解决方法
应对机制需要学习	应对机制已经存在
需要大改变	小改变通常就足够了
洞察力或理解是一个先决条件	洞察力或理解通常出现在治疗期间或治疗之后；关注的焦点是可靠性和行动
患者的反馈（有时）发生在整个治疗结束时	来访者的反馈发生在每次会谈结束时
治疗师定义治疗的结束	来访者定义治疗的结束

　　焦点解决方法既可以取代传统的方法，也可与之结合。例如，生物治疗看似是绝对聚焦问题的；然而，来访者是认为"抑郁症会消失"，还是认为他们（用积极的话来说）会"精力充沛、积极活跃和轻松自在"，这两者就有差别了。将焦点解决方法应用于药物治疗可能包括邀请来访者去详细描述康复的最初迹象会是什么样子，去假设药物起效以及康复将如何进一步展现出来。来访者会被问及他们自己还可以对药物疗效增加什么影响，或者他们可以做些什么，来营造一个使药物疗效最大化的环境，从而帮助他们渡过难关（Bakker et al.，2010）。

　　从焦点解决的角度来看，使来访者保持在专家的位置上是很重要的。为了帮助来访者重获掌控，治疗师可能会说："有一些来访者能够做出他们想要的改变，而不用努力弄明白为什么他们会有这样的感受。也有一些来访者告诉我，探索过去是有帮助的。还有一些来访者会先做出他们想要的改变，然后再去处理抑郁的原因。那么你认为什么对你是最有帮助的呢？"

当治疗师询问来访者对抑郁症治疗已经知道了什么，或邀请他们在互联网上找到（更多）信息时，来访者就会处在专家位置上。首先解释几种治疗的可能性，然后邀请来访者反馈他们认为哪个方法可能最有用，也能够达到前述的效果。

本章的 SF 问句

17. "最好的结果是什么？"或者"最好的情况是什么？""假设它发生了，会对你自己和其他人带来什么影响？"

18. "你是怎么熬过来的？""你是怎么应对的？"

19. "你还经历过什么困难？那时是什么帮助了你呢？有哪些当时曾帮助过你的东西现在又能对你有作用呢？"

20. "你知道还有谁也经历过同样的磨难吗？是什么帮助那个人应对它的？"

21."你是怎么能够重获希望，相信生活将来能变得容易一些呢？"

22."有什么是抑郁没能够改变的呢？你是怎么设法做到的？在你的生活中，有什么是你希望继续保持的？"

23."在 10—0 量尺上，10 分代表你已经很好地处理了抑郁，0 分代表你对它毫无办法，你现在在几分？"（加上所有后续的量尺问句。）"是什么帮助你让抑郁在控制之中呢？"

24."你是怎么能安抚自己的呢？现在谁能安慰你，哪怕只是一点点？"

25."你是怎么设法从……（例如，解离）中走出来的？"或 "你是怎么设法停止……（例如，伤害你自己）的？在这方面还有什么帮助了你呢？"

26."当你战胜抑郁症，你会怎么庆祝呢？"

27."有一些来访者能够做出他们想要的改变，而不用努力弄明白为什么他们会有这样的感受。也有一些来访者告诉我，探索过去是有帮助的。还有一些来访者会先做出他们想要的改变，然后再去处理抑郁的原因。那么你认为什么对你是最有帮助的呢？"

在下一章中，我们将探讨如何为改变创造一个语境，以帮助来访者从抑郁进步到他们期待的未来。

第四章
为改变创造语境

概　述

本章的重点是创造一个改变的语境，以帮助来访者从抑郁进步到他们期待的未来。它从建立**融洽的关系**（rapport）和开创积极的**工作联盟**开始。在所有形式的心理治疗中，这些都是改变的必要条件。承认和认可来访者的体验是治疗过程的另一个先决条件。重要的是要让来访者知道，他们的观点和行动已经被听到，然后正常化和重构他们的经历。建立希望和乐观情绪也很重要，因为大多数有抑郁症的来访者在去看治疗师之前都会经历艰难的时期，因此他们会对改变的可能性感到绝望和悲观。

治疗联盟

心理治疗从建立融洽的关系开始。这个联盟代表了治疗师和来访者之间积极的工作关系，以及所有参与人员踊跃配合与共同参与。治疗师不仅应该直截了当地努力促进建立一个积极强大的联盟，而且应该系统地监测联盟，而不是依赖于临床印象（见第八章和第九章）。请记住，是来访者对联盟的看法（而不是治疗师的看法！）是预测结果的最佳指标。要从治疗一开始就关注这个联盟，因为早期积极的联盟能很好地预示改善，而早期糟糕的联盟预示来访者的脱落。

在 SFBT 中，该联盟是一种协商的、合意的、合作的努力，其中治疗师和来访者专注于：①例外；②目标；③解决方案。当来访者有动力去改变时，SFBT 称之为消费型来访者（customer-relationship）。当来访者被强制要求接受治疗，并且没有个人问题需要处理时，被称为访客型来访者（visitor-relationship）。有时来访者想要别人或别的东西改变，SFBT 称之为抱怨型来访者（complainant-relationship）。

在来访者认为某些人或者某些事需要改变的情况下，可以采用四种策略：

1. 表明你希望能帮助他们，但你不是一个魔术师。假设你不认为有人能够改变其他人，那么你还能如何帮助他们呢？或者问问来访者，这个情况怎样对他们构成了问题。

2. 让来访者想象对方朝着他们想要的方向改变，然后他们会注意到那个人有什么不同。也要问他们会注意到他们自己有什么不同，以及这对他们的关系有什么影响。

3. 询问来访者，如果其他人不会改变，他们自己还能做些什么。

4. 明确来访者之前尝试改变，所希望的结果是什么。

练习 6. 抱怨第三者

找一个搭档来做这个练习，并邀请他 / 她来谈论一个他 / 她想改变的第三者（不是你！）。让搭档每次都做同样的抱怨，这样你就可以练习上述四种策略。请注意每种策略所带来的差异。然后交换角色。在来访者的角色里，你可以从你被问到的不同类型的问题中学到很多东西。

案例 2. 推荐人希望有什么不同？

来访者的上司把他转介给焦点解决教练。来访者和他上司都认为他表现不好是因为他的抑郁发作。当教练认可了这种情况，即上司坚持让来访者见教练，而来访者一开始感到犹豫时，联盟很快就变成了消费型关系。来访者不仅被问到他自己希望在生活和工作中有什么不同，还被问到他认为上司想要什么不同，以及上司认为他为了能重新有好的表现应该做些什么。通过执行他自己的想法以及他认为的上司的想法，来访者回到了正轨。

如果治疗师和他们的来访者不一致，来访者可能会使用"是的，但是……"，但治疗师往往将其解释成阻抗，即"是的，你是对的，但是……"或"是的，但我已经尝试过了，不起作用……"。"是的，但是……"消耗了对话的能量，使其很快变成了围绕谁是谁非的讨论。"是的，但是……"实际上是间接地说"不"。

更有作用的是说"是的，而且……"，它扩展并且包括了在此之前发生的事情，创造了新的可能性，并且改善了合作。"是的，但是……"排除了其他人的立场，而"是的，而且……"却使不同的立场相互补充（见表4.1）。与经常使用"是的，但是……"的来访者形成的联盟，可以被归类为抱怨型关系。即使对治疗师来说，练习对来访者和同事使用"是的，而且……"而不是"是的，但是……"，也是有用的。

表 4.1   "是的，但是……"与"是的，而且……"的区别

是的，但是……	是的，而且……
排除或摒弃此前的内容	拓展和涵盖了此前的内容
否定、低估或撤销此前的内容	承认此前的内容
经常被认为是贬义的	经常被认为是中性的或褒义的
说明第一个问题从属于第二个问题	说明有两个同等的问题需要解决

案例 3. 听到"是的，但是……"

治疗师这样称赞来访者的应对方式："考虑到你的情况非常艰难，你最近的应对方式让我印象深刻。"来访者回答说："是的，但是你昨天就应该如此看待我的。" 当听到"是的，但是……"这种说法时，治疗师应该意识到此时来访者与自己不再同频了，她本人需要放慢节奏；来访者看待外部世界的角度与治疗师所呈现的已经有所不同了。因此，通过提问"是什么让你认可自己在克服困难时付出的每一点滴的努力？"治疗师表示认可和接纳双方立场的差异，以便在对来访者表达赞美的同时继续开展工作。

案例 4. 三次赞美

来访者几乎没有什么进步，治疗师开始感到气馁；她虽然很努力地工作，但来访者却对她几乎所有的解释和建议都回应"是的，但是……"。由于来访者似乎没有改变的动力，治疗师感到自己不再想这么努力工作了。念及此，她计划在下一次的会面中至少对这位来访者进行三次赞美。这意味着她必须非常认真地观察来访者在哪些方面表现较好，看看他在哪些方面可以得到赞美。当她专注于来访者的优势和有效的方法时，给出三次赞美比她此前想象的要容易。这样做的好处是联盟关系因此得到了改善，来访者也取得了一些进步。

聚焦于改变

关注改变是治疗过程的另一个先决条件。选择开启哪扇门以获得解决方案的最有效的方法，是能够清晰地描述来访者将做出哪些行为改变，以及 / 或者问题得以解决时有哪些事物会变得不同，从而能够预期哪些是有益的变化（De Shazer，1985）。

治疗师不断提醒来访者不能改变别人，只能改变自己。然而好笑的是，治疗师恰恰是被训练出来以改变来访者为目的而制订和执行治疗计划的人！

SFBT 体系中**治疗师的角色**有所不同。在传统形式的心理治疗中，治疗师是房间里唯一的专家，并就如何解决问句提出建议；而在 SFBT 中，治疗师会提出聚焦于解决方案的问句（他们也不知晓答案），在来访者背后与其保持距离，并与其方向一致（面向来访者期待的未来）。来访者同样被视为专家：他们受到鼓励来分享自己的知识和专长（Bannink，2007，2008a，2010a，2014b，2014c）。

故事 4. 成长心态

当人们相信他们的个人品质可以进一步成长时，尽管有失败的痛苦，他们也不会变得悲观，因为他们并没有被失败所定义。

改变和成长是一种可能，开启了通往成功的道路。Dweck（2006）发现，拥有"固定型思维"的学生比拥有"成长型思维"的学生有更强、更多的抑郁症状。固定型思维的学生在遇到失败时停滞不前，他们越沮丧，就越容易放弃，不再尝试解决问题。当体验到抑郁症状时，具有成长型思维的学生则表现出不同的行为。他们越是感到自己抑郁，就会越发采取更多的行动来解决问题、努力工作，也就会越发积极地调整自己的生活。

接纳和认可

当来访者描述他们生活中遇到的困难和痛苦时，表达共情和理解是非常必要的。要点是肯定来访者的视角。然后，SFBT 继续探寻来访者想要朝着什么方向努力（朝向型目标），或来访者如何使自己免于深陷困境。在处理情绪时，首先接纳消极情绪，如愤怒、沮丧或悲伤，并通过以下的表达方式来寻找新的思路："我看得出你对这个话题的感受非常强烈。你希望能有什么不同的感受呢？"

通常来访者处于巨大的痛苦之中，很希望能被人理解。焦点解决治疗师怀着敬意倾听他们的故事，并希望尽快转到更为积极的对话上。可能会有一种错误的见解，认为只有对问题进行了全面探讨，或给予来访者充分时间详细阐述他们对问题的看法，才是真正的接纳。然而，诸如"我知道这对你来说一定很困难"或"我很想知道你怎么能处理得这么好"之类的话，也是在表示接纳，且比让来访者描述整个问题所花费的时间要少得多。询问来访者到目前为止都做了些什么，一样能表示对他们的认可，因为大多数来访者在治疗前都已经采取了很多措施来解决他们的问题。而且，提出这样的焦点解决问句（例如，"到目前为止，你尝试过哪些有效的方法，哪怕效果不明显？"或"到目前为止，是什么帮助你渡过了难关？"），可以鼓励来访者谈论他们取得的成功（即使是微小的成功），而不是仅限于刚刚开启问题讨论时常常提及的那些失败。

认可来访者的观点也很重要："我相信你这么做一定有很好的理由。"通过这种方式，治疗师表明他们尊重来访者的意见和想法。在第一次会谈开始时，治疗师应该给来访者机会，让他们说出那些必须被明确表达出来的话，然后再转到探寻来访者希望在生活中有哪些不同上。这在焦点解决冲突管理中已成为一种行之有效的方法（Bannink，2008b，2009b，2010b，2010c）。

用于表示接纳和认可的焦点解决问句有：

- 你是如何应对的？你如何让自己免于陷入困境？
- 你如何确保情况不会更糟？

故事 5. 承认问题

很久以前，一个村庄的居民们正在挨饿，因为他们很害怕田里的一条龙。一天，一个旅行者来到村子里，向他们要食物。村民们解释说，他们不敢去收割庄稼是因为他们害怕这条龙。旅行者听了他们的话提出要去屠龙，但当他走到田野里，只看到一个大西瓜。于是他对村民们说没什么好害怕的，因为根本没有龙，只有一个西瓜。村民们看他如此蔑视自己的恐惧，感到怒不可遏，于是把他碎尸万段。

另一个旅行者经过这个村庄，他也说可以屠龙，村民们感到安慰。但是他们仍然把他砍死了，因为这个人也说村民们对龙的态度是错误的。

此时，村民们处在绝望之中，这时第三个旅行者来到了村庄。他也答应杀死恶龙。他看到那个巨大的西瓜，沉思了一会儿，便拔出剑，把西瓜砍碎了。然后他回到村子，告诉人们他已经杀死了恶龙。然后旅行者又在村子里停留了很长时间，直到教会村民如何区分恶龙和西瓜。

当来访者认为有必要谈论他们的抑郁时，他们是在告诉我们，他们对什么是有效的改变有一套自己的见解。当治疗师表示愿意进入这场充斥着问题的对话时，就给来访者提供了良好的机会，帮助来访者通过探讨自身经历（与解决方案和目标相关）认识到他们需要做出的改变（George，2010）。

为了调整自己对于改变的见解，来访者要问自己的焦点解决问句有：

- "谈论我的问题对我做出期待的改变有什么帮助？"
- "我如何知道关于问题的讨论已经足够，接下来可以聚焦于当下的目标而不是过去了？"
- "什么迹象可以说明我已经把过去抛在脑后了？"

正常化和重构

正常化可以消除来访者的顾虑，有助于让他们冷静下来，意识到他们患有抑郁症并不意味着他们是不正常的。认为一旦有问题就是不正常的，这又进一步形成了问题。当人们看到别人和自己有同样的问题时，他们会对自己更有同理心，也会少受到一些消极影响。正常化地看待问题本身、来访者及其环境应对问题的方式是一个关键点。使用中性的语言是至关重要的，应该避免指责、威胁、伤害性的言论和其他带有消极情感意味的言语。正常化的做法也改变了对他人的以及来自他人的道德评判，并鼓励彼此之间有更多的理解。

重要的一点是要记住来访者本身不是问题，而只是有问题的个人。最好避免给其贴上"边缘型人格"这样的标签。毕竟，来访者其人不仅限于我们对他的诊断。与其说"Ann 是个边缘型的人"，不如说"Ann 患有边缘型人格障碍"。O'Hanlon 和 Rowan（2003）也强调重要的是要区分开人和疾病，以及注重检查疾病对人的影响。不要问这个人得了什么病，而要问这个病作用于什么人。

危机与自杀

SFBT 在危机干预中经常被证明是非常有效的。尽管现场的有限时间并不适合进行详细的诊断，但经历了危机的来访者能够从恢复对个人能力的信心和更好地面向未来中获益。请来访者思考，"我如何才能坚持下去？"或者"过去的几周里，什么帮助了我，哪怕帮助不大？"通常，处于危机中的来访者会忽视自己的能力而寄希望于治疗师（"请告诉我应该做什么"）——通过 SFBT 可以避免此类误区。

危机中的来访者会使用和其他来访者类似的方法来构思解决方案，他们中很少有人能够描述出自己期待的未来；恰恰相反，他们其实更专注于描述遇到的问题。因此，应对问句在危机中往往更有价值。一旦来访者发现在应对危机时取得了一小步的成功，接下来就可以使用针对目标和下一步计划的问句了。

通过以下问句，请来访者思考如何更好地应对危机情况：

- "今天早上我是怎么起床的？与别的（糟糕的）日子相比，我做了什么不同的事，帮助我起床来到这里？"
- "我是怎么坚持到今天并来到这里的？"
- "我是怎么做到这么久没有寻求专业帮助而挺过来的？"
- "在这种情况下，我怎么照顾好自己？"
- "要继续面对这种情况，最重要的是要记住什么？"
- "如果 10 分表示感觉非常好，0 分表示感觉非常沮丧，我希望自己做到几分？"（加上进一步的量尺问句。）
- "当这一切结束后，我希望自己能有什么不同？"
- "我或者别人看到什么会认为我已经克服了危机？"
- "假设我一年、五年或十年后回顾现在，我将看到是哪些因素帮助我走出危机？"或者"假设一年、五年或十年后，我和一个朋友一起回顾过去，我们俩会认为是我在过去这些年里做的哪些事情，帮助我顺利地走出了困境？"

还可以问来访者以下应对问句：

- "假设今夜发生了一个奇迹，而这个奇迹就是你克服了这个困境，但你睡着了，并没有意识到奇迹已经发生。那么第二天早上，你会首先注意到什么事物，让你知道奇迹已然发生了？还有什么事物会变得不同？当奇迹发生时，你的痛苦和自杀的念头会被什么取而代之呢？"

- "你最近一次吃东西是什么时候？你是怎么做到进食的？这对你有什么好处？你上次睡觉是什么时候？你是怎么睡着的？这对你有什么帮助？"

- "过去有什么帮到了你，哪怕帮助并不是很大？"

- "你怎样成功地一刻接着一刻坚持下来的？"

- "今天剩下的时间你想怎么过？"

- "还有其他人和你分享这些吗？这对你有哪些好处？"

- "即使是在你感觉非常糟糕的时候，你觉得你的朋友或家人会在哪些方面赞扬你？"

- "有些来访者会依赖他人，当他们感到绝望时，只能依靠外来的希望——别人带来的希望。你生命中那些重要的人会希望看到什么？他们对你最大的希望是什么？"

案例 5. 到目前为止，什么帮你渡过了难关？

这位智力有残疾的住院病人说，他的女朋友已经结束了他们的关系，他的生活不再有意义。他非常不快乐，医护人员也很担心；

如果他已萌生死念，还能留在开放式病房吗？治疗师承认他的感受，并提出了一些应对问句："到目前为止，有什么帮你一次次渡过了难关，哪怕只是让你好过一点点？"来访者说他有时听听音乐，还跟着唱一会儿。治疗师问他放的是什么音乐，是否愿意为她播放一段。一环扣一环地，来访者开始轻轻跟着音乐唱起来，然后越唱越大声了。他放松下来，脸上露出了微笑。治疗师称赞他的音乐和歌声都很美妙，并知道这样做会让他感觉更好些。医护人员和这位来访者一致同意，如果他在未来几天仍感到沮丧，他将再次打开音乐并放声歌唱。

重要的是去关注为了帮助来访者预防危机或从中康复，来访者自己（和重要他人）在过去做了什么。当预防性措施失效，或没有被付诸实施时，需要制订一个康复计划，特别是涉及那些有严重精神问题的来访者，例如患精神病、重度抑郁或有自杀意图的来访者时。通常可以要求来访者思考他们在前一次危机发生时或住院时，使用的那些有助于他们恢复平衡的措施：

- "当我开始感觉好转时，我在做什么？"
- "当我开始从抑郁发作中恢复过来时，通常发生了什么？"
- "我从以前的危机 / 住院治疗中学到了什么，可能对现在这种情况有帮助？"

对于经常身陷危机的极度悲观型的来访者来说，把预测下一次危机作为家庭作业的建议是很必要的。治疗师会询问很多关于下一次危机的细节，例如可能会涉及谁、在哪里发生、会对他人产生什么影响等等。当治疗师和来访者一起寻找抵御危机的方法时，了解来访者此前是如何解决危机的，以前哪些方法曾发挥作用，以及哪些有效的方法可以被再次使用等，也许有助于打破原有的模式。

自杀包括自杀意念、自杀计划、自杀姿态、自杀未遂和既成自杀。仅在美国，每年就有大约 75 万人企图自杀。自杀在每年致死原因中位列第 11 位，也是 15 ~ 19 岁年龄组的第三大死亡原因（Halfors et al.，2006）。据估计，每一例自杀都会随即影响到 6 个人，而家庭成员是受自杀影响最大的群体之一。

在 SFBT 中，"问题"的概念也提示我们其相反的一面，即"非问题"或例外，即来访者原本预期会出问题，但实际上问题并没有发生的情况（De Shazer，1991）。这种思路也适用于自杀治疗。如果能发现并强化这些例外，就能找到解决办法。

许多治疗师与绝望且有自杀意图的来访者交谈时会感到很焦虑。他们会急于说服来访者自杀不是个正确的选择。然而，在反驳来访者的同时，他们可能会让来访者感到更加孤立无援。另一种反应是试图弱化或不相信来访者在求助时有多么绝望。也有可能治疗师认为所有有自杀倾向的人都应该住院并使用药物治疗。许多有过自杀意图的人说,让他们坚持活下去的最重要的力量就是治疗师对他们的信任。这些来访者认为,是治疗师对正向结果的坚定信念引领他们最终走向了胜利并战胜了绝望(Quinnett,2000)。即使对于有自杀倾向的来访者来说,生活中的希望也仍然具有感染力。而要坚定地相信来访者仍可挽救,最好的方法是时刻谨记那些声称要自杀的来访者出于某种原因仍然活着,并引导他们思考自己是如何一次次挺过难关的。

对于有自杀倾向的来访者(对于陷入危机的来访者也是如此),应对问句是帮助他们(重新)获得一线希望的关键:"你什么时候曾有过自杀的感觉或有过自杀的想法,但你很好地克服了它?""你是怎么做到的?"但是如果来访者和治疗师共同努力,仍然无法找到任何有效的应对办法,他们会一致认为重点护理对该来访者确有必要。

Fiske(2008,p.17)指出:

当我们问有自杀倾向的来访者,我们一起做的工作对其有什么帮助时,他们通常会将之形容为渺茫之中的一线希望。他们也可能会说起,如何去找到"足够的"希望来帮助他们"耐心守护"

这一痛苦的康复过程，或开启一些不同的尝试。他们常这样对我们倾诉：看到那一丝希望会帮助他们有勇气活得更久一些（就像我的一个来访者说的那样，"隧道尽头来的并非火车，却是一束光"）。

作为一项家庭作业建议，来访者可能会被要求在两次会面之间观察自己何时可以有效克服自杀的感觉，以及观察生活中发生的任何其他延续希望的迹象。

另一个家庭作业建议是，请来访者关注在什么情况下，他们对"明天会更好"重燃起一丝希望之火。焦点解决流派关于自杀预防方法的另一本书，是 Henden 的作品《自杀预防》（*Preventing Suicide*）（2008）。

建立希望和乐观精神

哪怕只是建立与治疗师对话的意愿，都会带来希望和正向预期。当来访者的注意力聚焦在自己可以有所选择而不是处处受限的方面时，希望就会被放大。当治疗师将来访者的注意力引导到他们既往的成功而非失败上时，来访者就会产生更积极的心理预期。来访者的个人控制力得到强化，问题与来访者本身不再被混为一谈，这些都有助于消除他／她的自责。然而，如果治疗师不确信自己能够帮助来访者实现目标，并且对取得有利成果不再抱有希望，他们一定要好好检视如何重获希望。否则，他们应该把来访者委托给一个更有信心的同仁。通常，是治疗师自己的假设、态度和行为使一些案例陷入困境（见第八章）。

人们面对困难有两种基本的反应：绝望和希望。在绝望中，消极情绪成倍增长。恐惧和不确定性会变成压力，压力又会变成失望的悲伤或羞愧。绝望扼杀了一切可能性，切断了与他人的联系。绝望打开了陷入消极循环的大门。希望则与之不同，它不是绝望投射的镜像。希望让人们清晰地看到并承认消极情绪，点燃积极情绪，与他人建立联系。希望打开了积极循环的大门，让人们从困境中反弹，甚至变得比以前更强大、更足智多谋（Fredrickson，2009）。希望是相信未来会比今天更好（这个信念和乐观精神是一样的），相信一个人可以施加自己的影响。

纵观人类历史，从 Moses、Tesus、Muhammad，到 Martin Luther King，各式各样的精神楷模都向我们证明了希望可以保护人类从绝境中重生。作为一种积极的心理美德，希望是人类积极适应和促进改变的一种普世性的宝贵资源。帮助来访者找到他们最大的兴奋点，让来访者和最满怀希望的人共处，一定会增强其希望。另外一种方法是与来访者分享那些走出类似困境的人物的励志故事。

这有助于来访者回顾此前采取的积极措施，并更有效地识别出现状中的积极因素。

Frank 和 Frank（1991，p.132）对医疗中的希望元素得出以下研究结论：

绝望会阻碍康复或加速死亡，而调动希望在许多形式的治疗中起着重要作用。积极的期望能让人产生乐观、充满能量和幸福的感觉，这实际上可以促进疗愈，特别是对那些很大程度上与心理或情感因素有关的疾病而言更是有效。

焦点解决用于建立希望的问句如下：

- "你最大的希望是什么？ 如果希望成真，会有什么不同？"
- "在困境之中，是什么让你仍然保持希望？"
- "保持希望对你最近所做的决定有何影响？"
- "如果现在你的希望加倍，你的生活（或人际关系）会有什么变化？"
- "如何能面向你的希望迈出最小的一步？"
- "你什么时候觉得更有希望了？你是怎么做到的？"
- "当你提到希望，它会让你联想到什么？"
- "如果从 10 分到 0 分，10 分代表非常有希望，0 分代表完全没有希望，你希望自己达到几分？"（追加后续的量尺问句。）

- "在同样的情况下，你觉得心中抱有（更大）希望的人会怎么做？"

- "什么事情或什么人可以给你带来更多希望？"

- "什么迹象说明你处在解决问题的正轨上？"

- "假设正能量的情况能保持下去，这会给你带来什么不同？会增加你的希望吗？"

- "你期待生活中发生哪些好事，可以带给你希望，让你遗忘过去的困苦？"

- "如果你想在下一次会面前增强心里的希望，在我们再次见面之前你会做什么，或者你想让我做什么？"

- "我们的谈话中，哪些地方带给你更多的希望，哪怕只有一点点？"

故事 6. 康复的希望

一位病入膏肓的人住在医院里。医生们对他的康复已不抱任何希望。他们无法确定这名男子到底得了什么病。幸运的是，一位以诊断疑难杂症而闻名的医生要来访医院。医生们都说，如果这位著名的医生能诊断出他的病症，也许他们还能治好他。

名医来的时候，病人已经奄奄一息了。名医简短地探视了病人，嘴里咕哝着 moribundus（拉丁语，意思是"死亡"），然后就走开去看下一个病人了。没料到几年后，这个对拉丁语一窍不通的病人成功地找到了那位名医。"我真心感谢你的诊断。医生们当时说过，如果你能诊断出我的病，我就一定会好起来。"

由于有各种各样重获希望的方式，来访者可能会尝试不同的方法。适合这个人的不一定适合另一个人。保持幽默往往是有益的，因为笑声可以减缓紧张情绪，也能启发不同的视角。来访者也可能会提起某些事物，让他们重回满怀希望的旧时光，他们可以时不时地想起或重温这一切。

滋养希望需要慢慢来。请来访者预想他们次日会做什么，去发现问题原来还有其他的可能，发现他们原来可以对事态施加比想象中更大的影响力。治疗师可以通过提出焦点解决问句，激发出来访者的创造力，来给予来访者更大的希望。

另一种注入希望的方法是询问来访者治疗前的改变（见第二章）："许多来访者注意到，从他们打电话预约到第一次会谈开始前，似乎已经发生了一些变化。你觉得你的情况有哪些变化吗？"或者"从你预约到我们今天的会面，哪里变得更好一些了（哪怕只有一点点改变）？""这些积极的变化让你如何看待自己？"

预约一次会面有助于启动改变的车轮，并孕育着一种新的可能性，帮助来访者拥有更强的能力、更好的掌控力。这非常符合焦点解决提出的假设，即任何事情都可能发生变化，关键不在于判断积极的变化是否发生了，而在于聚焦哪些情况下积极的变化会发生或已然发生。

Seligman（2002）将他的注意力从习得性无助转移到习得性乐观。在 20 世纪 70 年代的一系列著名实验中，他证明狗在受到无法控制的电击而感到疼痛时，会逐渐变得被动，并出现类似抑郁症的症状。这种无助感在它们后来有能力控制局面并逃脱电击时依然存在。其他研究表明，习得性无助现象也适用于人类。

Seligman 提出，个体会对生活中发生的逆境产生预期。这些期望是行为的有力预测指标。如果认为逆境会持续下去，而自己在逆境中会变得无能为力，这会导致无助、被动、退缩、焦虑、抑郁和躯体疾病。与之相反，如果预期可以控制局面，则会产生复原力、应对能力以及面对抑郁和身体疾病的抵抗力。Seligman 的实验最初聚焦在那些因受到电击而变得被动和抑郁的狗身上。直到后来，人们才注意到另外一些狗，它们虽然也无法逃脱却仍然积极寻找出路。是什么因素让这些狗坚持不懈、保持乐观呢？

悲观的人把消极事件归因于稳定的、整体的和内在的因素，例如"事情永远不会顺利的"（稳定的）、"我再也不会快乐了"（整体的），以及"我一无是处"（内在的）。他们把积极事件归因于暂时的、具体的和外在的因素，例如"那只是凭运气"。乐观的人恰恰相反。他们把积极事件归因于稳定的、整体的和内在的因素。如果发生了积极的事情，就体现了他们的某些方面，例如"我是一个有价值的人"。乐观主义者把消极事件归因于暂时的、具体的、外在的因素，例如"我今天不能去看我妈妈，因为我必须完成很多工作"。以悲观的方式思考，尤其是如此解读消极事件，就会导致绝望和抑郁。

即使是性格悲观的人在做如下事情时也会感到更快乐：①在过去的一周内把他们状态最好的时刻记录下来；②一周内每天写下一些自己的长处；③一周内对他们理应感谢的人们表达谢意（参见练习 20）；④在过去的一周内，记录下生活中发生的三件幸事（参见练习 13）。尽管这样的练习只进行了一周，六个月后练习者仍表示感到更快乐了一些（Seligman，2002）。

帮助来访者加强乐观情绪的焦点解决问句有：

- "是什么让我乐观地认为我能达到预期的结果？"
- "有哪些迹象表明我能达到目标？"
- "是什么激发了我的乐观（或希望）？"

● "哪些好的理由让我保持乐观？"

练习 7. 乐观主义训练

请来访者在入睡前写下一句话，记录当天最愉快的事情，然后把这件事看作是由一种普遍的、整体性的、在他们控制范围内的因素带来的（"因为我就是如此 / 可以如此"）——例如，"今天我的同事提出帮助我，因为他知道，在别人需要帮忙时我也是愿意帮助他人的人"。

再让他们写下一个句子，描述一天中最不开心的事情，然后把这件事看作是由特定的、暂时的、不受他们控制的因素带来的（因为 X，所以 Y）——例如，"因为公共汽车晚点了，所以我没能准时去看牙医"。

在设定目标、建立希望和乐观精神时，想象出一个**最好的自己**是非常有效的方法。King（2001）进行的一项研究曾要求一组参与者连续四天用 20 分钟写下他们理想的未来，研究进行得很顺利，他们最终实现了他们的希望和目标（见练习 8）。第二组参与者被要求连续四天用 20 分钟写下一段创伤性经历。第三组则被要求同时写下他们理想的未来和创伤性经历。而最后一组在这四天里被要求写下他们当天的计划。结果证明，写出生活目标远没有写出创伤经历那样令人不快，且显著提升了幸福感。五个月后，写作任务呈现出显著的影响：与其他两组相比，单独写下创伤经历或理想未来的两组人员的疾病都减轻了。

练习 8. 最好的自己

请来访者去想象未来的生活中最好的自己可能是什么状态。让他们尽可能逼真地想象出一个最好的自己——他们自己和他们喜欢的人都感到满意。再让他们去想象自己全力以赴地努力工作并成功实现了人生目标。你可以把这种想象看作实现他们的梦想和最大潜力的有效途径。关键是要摒弃不切实际的幻想，而要去想象那些积极的、现实中可达成的目标。在他们做出清晰的描述后，请他们把细节写下来。把想法和期待写下来有助于他们对那些具体、真实的可能性做出清晰设想。

本章的 SF 问句

28. "是什么让你认可自己在克服困难时付出的每一点滴的努力？"

29. "我看得出你对这个话题的感受非常强烈。你希望能有什么不同的感受呢？"

30. "到目前为止，你尝试过哪些有效的方法，哪怕效果不明显？是什么帮助你渡过了难关？"

31. "你如何应对生活中发生的事情？你如何让自己免于陷入困境？"

32. "你如何确保情况不会更糟？"

33. "假设今夜发生了一个奇迹，而这个奇迹就是你克服了这个困境，但你睡着了，并没有意识到奇迹已经发生。那么第二天早上，你会首先注意到什么事物，让你知道奇迹已然发生了？还有什么事物会变得不同？当奇迹发生时，你的痛苦和自杀的念头会被什么取而代之呢？"

34. "你最近一次吃东西是什么时候？你是怎么做到进食的？这对你有什么好处？你上次睡觉是什么时候？你是怎么睡着的？这对你有什么帮助？"

35. "过去有什么帮到了你，哪怕帮助并不是很大？"

36. "你怎样成功地一刻接着一刻坚持下来的？今天剩下的时间你想怎么过？"

37. "还有其他人和你分享这些吗？这对你有哪些好处？"

38. "即使是在你感觉非常糟糕的时候，你觉得你的朋友或家人会在哪些方面赞扬你？"

39. "有些来访者会依赖他人，当他们感到绝望时，只能依靠外来的希望——别人带来的希望。你生命中那些重要的人会希望看到什么？他们对你最大的希望是什么？"

40. "你什么时候曾有过自杀的感觉或有过自杀的想法，但你很好地克服了它？""你是怎么做到的？"

41. "在困境之中，是什么让你仍然保持希望？"

42. "如果现在你的希望加倍，你的生活（或人际关系）会有什么变化？如何能面向你的希望迈出最小的一步？"

43. "你什么时候觉得更有希望了？你是怎么做到的？"

44. "如果从 10 分到 0 分，10 分代表非常有希望，0 分代表完全没有希望，你希望自己达到几分？"（追加后续的量尺问句。）

45. "在同样的情况下，你觉得心中抱有（更大）希望的人会怎么做？"

46. "什么事情或什么人可以给你带来更多希望？"

47. "什么迹象说明你处在解决问题的正轨上？"

48. "假设正能量的情况能保持下去，这会给你带来什么不同？会增加你的希望吗？"

49. "你期待生活中发生哪些好事，可以带给你希望，让你遗忘过去的困苦？"

50."如果你想在下一次会面前增强心里的希望，在我们再次见面之前你会做什么，或者你想让我做什么？"

51."我们的谈话中，哪些地方带给你更多的希望，哪怕只有一点点？"

52."许多来访者注意到，从他们打电话预约到第一次会谈开始前，似乎已经发生了一些变化。你觉得你的情况有哪些变化吗？"或者"从你预约到我们今天的会面，哪里变得更好一些了（哪怕只有一点点改变）？""这些积极的变化让你如何看待自己？"

在下一章中，我们将看到，要求来访者描述他们期待的未来如何能帮助他们更关注于可能性而不是问题本身。

第五章

描述期待的未来

概　述

老子曾指出，没有行动的愿景只是幻梦，没有愿景的行动是枉费力气，愿景和行动兼具则力可移山。

人们如何看待未来会影响他们今天的所作所为。因此，着眼于未来的人在今天就会获得回报。好在每个人自己是完全可以建构未来的。请来访者描述美好的新生活（愿景）（De Shazer，1991，p.122）以及实现愿景的步骤（行动），促使改变成为可能。

设定目标有助于进行结构化治疗。它明确指出当目标达成时治疗就将终止，而如果没有什么进展或进展甚微，则治疗将中止。它还有助于更好地评估结果。本章阐述了如何运用常见的未来导向技术，要求来访者通过详细描述他们期待的未来，来设定一个明确的目标。

通过以下几种方式，来访者也可能会被要求改变他们的视角：询问关系问句、将问题外化，或使用灵性视角（spiritual perspective）思考问题（另外两种方法是改变既成事实的意义和使用第三人称视角，参见本套书的创伤和焦虑分册）。一旦来访者清晰描述了他们期待的新生活，就足以对他们的动机、希望和信心进行有效评估。

设定明确的目标

聚焦问题的治疗认为是问题阻碍了来访者向着目标前进。这种方法假设问题一旦得到解决，来访者就可以更有效地朝着目标前进。来访者和治疗师通常认为问题变小或消失（如来访者不再抑郁，或不再滥用药物或酒精）就意味着问题得到了解决。然而，如果心理治疗仅仅聚焦于减少应避免的情况（远离型目标），来访者可能还没有机会以他们所期待的情况（朝向型目标）取而代之。而在期待的未来实现之前就结束治疗，复发的风险更大。Bannink（2014b）描述了多种关于设定明确的朝向型目标的建议和练习（参见本套书的焦虑分册）。大多数焦点解决对话以下面三个相互关联的活动为核心（De Shazer，1991）：

1. 产生例外——来访者生活中的哪些目标代表了他们期望的

变化；

2. 想象和描述来访者的新生活；

3. 确认变化正在发生，也就是说，来访者已经开始了他们期待的新生活。

案例 6. 出租车司机

我的工作如同出租车司机。来访者定义了出租车的目的地（目标），我的责任是把他们安全送到那里，确保路线尽可能短、乘坐舒适。作为一名出租车司机，我的首要问题是"你去哪里？"而不是"你从哪里来？"如果来访者回答"不去机场"（这个问题不是我想要的），我仍然会问他们想去哪里（他们期待的未来）（Bannink & McCarthy，2014）。

关于设定明确目标的焦点解决问句有：

- "你来访的目的是什么？"
- "你来见我所期待的最好的收获是什么？"
- "你或者其他人认为，达到什么状态就说明你不用再继续治疗了？"

- "你或其他人希望这些会谈会带来哪些不同的结果？"

- "你最希望发生什么事情？如果你的希望成真了，会给你带来什么不同？"

- "假设今夜你睡着时发生了一个奇迹，而奇迹就是让你来访的问题已经解决（妥善解决）了。但你睡着了，并没有意识到这一点。那么第二天早上，你会首先注意到什么事物，让你知道问题已经被解决了？有什么事物会变得不同？你会做些什么不同的事情？在这一天中，你如何知道奇迹已然发生？还有别的迹象吗？别人会怎样注意到奇迹已经发生了？他们会有什么不同的反应？"

- "如果没有抑郁，你的生活会是什么样子？"或者"如果没有得抑郁症，你的生活会有什么不同？"

- "假设你吃了一种只有积极作用的神奇药丸，你的生活会有什么不同？"

- "如果你可以完全无视自己受到的局限，你会达成什么看似不可能的目标？"

- "达到什么状态会让你认为今天的来访有帮助？"

- "即使今天你不是主动来访，但发生什么会让你认为这不是纯粹在浪费时间？"

- "想象自己摆脱抑郁，夺回了生活主动权。你如何知道自己在充分享受生活？"

幸福感因人而异，但研究人员发现，朝着一个目标努力可以确保幸福感的提升。Lyubomirsky（2008）发现，那些为了对个人意义重大的事物而努力拼搏的人，比那些没有强烈梦想或抱负的人要快乐得多。遇到一个快乐的人，你就会随即看到一项事业。追求目标会给我们的生活带来六大益处：①更强烈的目标感和控制感；②提升自尊和信心；③更大的格局和意义；④更清晰的计划和优先级排序；⑤处理问题的能力得以提升；⑥与他人交往的机遇。设定目标有助于人们把精力更好地聚焦在行动上。聚焦于期望实现的结果，胜过力图回避一个令人不满的结果。Beijebach（2000）发现，在心理治疗中设定明确的目标可以使成功率翻倍。

未来导向技术

SFBT 可以请来访者通过做一些时间旅行式的治疗来详细描述他们的新生活。未来导向的技术发挥来访者的内在智慧；来访者通常知道问题的解决方案，只是他们（还）不知道他们知道答案。在本套书的焦虑分册中展示了更多的未来导向技术。

Erickson（Rossi，1980）是最早使用未来导向技术的心理治疗师之一，这种技术也被称为"时间虚拟导向"（pseudo-orientation in time）。在催眠期间，他让来访者想象在六个月后遇到自己，告诉自己问题已经解决了，并阐述自己是如何做到的。尽管来访者不一定都会采用治疗中提出的解决方案，但事实证明，他们中的许多人在六个月后确实表现得更好。

练习 9. 来自未来的信

请来访者代表未来的自己写一封信给若干年后的自己（可以是 6 个月、1 年、5 年或 10 年，以他们认为合适的时长为准）（Dulan 1991）。请他们描述自己哪些方面做得很好、他们在哪里、他们在做些什么，以及他们想到或做到了哪些重要的事情来达成现状。最后，请他们从未来的角度给今天的自己一些明智和富有同情心的建议。

另一种未来导向技术是设想更年长和更睿智的自己。请来访者想象许多年后他们变得更年长和更睿智（Dolan，1991），他们仍然很健康，智力水平也一如当年。来访者甚至可以想象与更年长、更睿智的自己一起散步，就自己的问题寻求建议：

- "这个年长而睿智的人会建议我如何度过人生的现阶段？"
- "这个人会建议我好好考虑什么？"

- "这个人会说些什么，才能最大限度地帮助我从抑郁中恢复过来，（再次）重回正常的生活？"

- "这个人会建议我如何安慰自己？"

- "在这个人看来，治疗（如果需要的话）怎样才能帮到我？"

练习 10. 积极情绪板

建议来访者制作他们自己的积极情绪板。设计师经常使用情绪板来帮助自己更直观地体现他们所追求的设计风格。情绪板也可以用来直观地体现某种写作风格，或故事情节的虚拟背景。简而言之，情绪板并不局限于视觉主题，而是作为一种视觉工具，快速有效地向其他人展示设计师试图实现的整体感觉。以数码形式制作积极情绪板可能更容易、更快速，但实物情绪板往往对人们的影响更大，因为它们提供的感觉维度更全面。

案例 7. 千层面

来访者告诉治疗师她感到非常沮丧。大约一年前开始，她不再料理家务，不能打扫卫生、购物或做饭。她大部分时间都躺在沙发上，感觉非常痛苦。她的丈夫和三个孩子非常绝望，敦促她去看心理医生。

在第一次治疗中，治疗师先是接纳了她的感受，然后在某个时刻问道："假设你感觉好些了，又能开始做饭了，你会做的第一道菜是什么？"来访者第一次露出喜色，说："千层面！"治疗师又请她解释她做千层面的独家秘方是什么，因为这是她的孩子们最爱的一道菜。她还被鼓励详细描述她的丈夫和孩子们看到她再次做千层面时会作何反应。他们当然会非常惊讶和高兴。当她看到她的丈夫和孩子们有这样的反应时，她会有什么回应？

当来访者结束谈话离开时，她微笑着说："顺便说一句，你知道我接下来要做什么事吗？"治疗师并不知情，随即问她有何计划。"我明天要做千层面！"

对来访者来说，在治疗开始时问治疗师以下问题可能会有所帮助："当我们的治疗结束时，我会如何看待我的过去？"另一种描述新生活的方式是治疗师请来访者在改变真正发生之前构建关于他们的解决方案的历史（George，2010）。这通常比谈论过去更省事。请来访者问自己：

- "回顾过去，我做了哪些改变？"
- "在过去的什么时候，我曾以对我有用的方式利用过这些品质？"

- "在做出这些改变之后，回头看看改变之前的时光，是什么告诉我，我其实一直有能力做出这些改变？"

- "在所有过去认识我的人中，谁最不会对我所做的改变感到惊讶？关于我和我的潜力，这些人此前知道哪些其他人不知道的方面？"

使用不同的视角

通过以下几种方式，来访者也可能会被要求改变他们的视角：询问关系问句、将问题外化，或从灵性视角思考问题（参见本套书的创伤分册）。对互动事件及其意义的描述可以通过询问关系问句来构建。另一种改变观点的方法是将问题外化：要求来访者将问题视为与他们自己分开的事物，虽然能影响他们但并不总是控制他们生活的方方面面。我在焦虑分册中描述了如何运用第三人称视角。

当使用关系问句时，治疗师会找出来访者的重要他人，并将他们设计到问句中，以鼓励来访者描述他们的情况，以及他们想要在互动方面有何不同。"假如你们以后相处得好一些，你丈夫会注意到你在做什么事而不是发脾气？"或者"当你们之间的关系好转时，你的孩子会说你们有何不同？"

Walter 和 Peller （1992）引入了互动矩阵（interactional matrix），这是从互动视角来构建解决方案的工具，以邀请来访者进入差异领域（见表 5.1）。矩阵表格顶部是以下维度：目标、假设的解决方案和例外。矩阵的左边是不同的视角。第一个是自我视角。这个视角的问句请来访者从他们本人的角度来回答。第二个视角是他人视角。这个视角的问句请来访者从他人的视角来回答，就像另一个人在倾听和表达一样。为了回答这些问句，来访者必须暂停使用自己的思维方式，去想象他人会如何回答。他们必须完全设身处地地为对方着想，或者至少想象一下如果是对方在回答这个问句，他 / 她会怎么说。

矩阵的第三行是从一个局外人（观察者）的角度来思考。这是一个旁观者的视角："如果我是墙上的一只飞虫，在观察你和你的伴侣，当事情好转时，我看到你们做了什么不同的事情？"或者"想象一下，你向某人咨询你的情况，这是一个你非常尊重的人、一个可能已经不在人世的人，或者一个你甚至不认识的人，那个人会建议你怎么做或怎么想？"矩阵中的每一个问句或每一个视角都引导来访者进入一个体验领域，去体验不同于他们通常使用的思维方式。

表5.1 互动矩阵

视角	目标	假设的解决方案	例外
自我			
他人			
观察者			

练习 11. 自我、他人和观察者

用这三个视角（自我、他人和观察者）询问来访者这些关系问句。特别是在来访者希望其他人做出改变的情况下，这些问句可能会很有帮助。注意，这些问句以"当……时"而不是"如果……"开头，表明问题（最终）会被解决（参见第二章）。

1. 当这个问题被解决后，你会注意到这个人有什么不同？你认为他／她会做什么不同的事？还有什么？"

2. "当这个问题被解决了，这个人会注意到你有什么不同吗？这个人会看到你在做什么不同的事？还有什么？"

3. "当这个问题被解决了，一个旁观者在观察你，他／她会注意到你和另一个人的关系有什么不同？观察者会看到你们在做什么不同的事？还有什么？"

练习 12. 寻找意义和目标

每天都有一些有意义的期待，可以满足人类对意义感和贡献价值的需求。请来访者每天做一些简单的事情，比如用微笑、触摸或赞美来表达对他人的感激之情，或者为志愿者礼品店制作一些礼物，或者只是给某人打个电话去问好。

将问题外化可以帮助来访者改变观点，将问题视为与自身无关的、影响他们的事情，但不会一直控制他们的生活。这种干预来自叙事疗法（White & Epston，1990）。随着问题的外化，来访者可以自由地将自己从有问题的自我形象中分离出来。问题被视为存在于他们自身之外的东西，对他们有消极影响，但不能定义他们。首先，来访者给问题命名，比如抑郁、压力或黑暗时期，最好使用一个名词（X）。"你如何给困扰你的问题命名？"然后对于例外情况进行提问：什么时候 X 不存在或不那么严重，以及来访者做了些什么导致了例外情况。来访者也被要求去谈论 X 存在的情况，以及他们是如何成功应对问题的。在讨论 X 如何影响他们的生活上花费的时长取决于来访者的需求。来访者的能力由此被凸显出来，增加了他们的信心，让他们拥有更大的掌控感。此外，将问题归咎于他人的倾向也被弱化了。在每次会谈中，来访者以 10 到 0 的量尺评估 X 对他们的影响程度：10 代表他们对 X 完全掌控，0 代表 X 对他们完全掌控。显然在大多数情况下，随着他们对 X 掌控的增加，问题可能会逐渐消失。

外化问题的焦点解决问句有：

- "你如何给困扰你的问题命名？"
- "如果从 10 分到 0 分打分，你今天是几分？"如果分数比上次会谈高："你是怎么成功做到的？"如果分数与上次会谈相同："你是如何做到保持状态的？"如果分数比上次低："你之前做了什么才坚持下来？过去在类似的情况下，你做过哪些成功的事情？上周，你生命中重要的他人注意到了你的哪些方面？这如何影响了他们对你的表现？"
- "当你对 X 有（更多的）掌控时，你会（以不同的方式）做什么？"
- "当你全力应对 X 时，你会怎么做？哪种武器最有帮助？"
- "你如何能愚弄或欺骗 X？"
- "你将如何庆祝你战胜了 X？"
- "你被 X（抑郁）控制了多久？"
- "有什么人在你没有生病的时候就认识你，能提醒你关注自己的优点和成就，相信你的生命是值得继续下去的？"
- "当 X（抑郁）在你耳边低语时，你总是会听进去吗？"

- "能给我讲讲你的过去吗？让我了解你是如何坚强地对抗 X
  （抑郁）的。"

评估动机、希望和信心

如果来访者和治疗师一开始就能假设治疗以找到解决方案或帮助来访者放下某些困扰为预期目标，那是很理想的情况。然而，并不是所有的来访者都认为自己对问题和 / 或解决方案可以施加影响。在这种情况下，传统的心理治疗运用"阻抗"（resistance）和"不顺从"（noncompliance）的概念。阻拒意味着来访者不想改变，意味着治疗师与他们所治疗的来访者在系统上是分离的。然而，如果能看到来访者总是合作的，则会更有帮助：来访者在向治疗师展示他们眼中变化是如何发生的。当治疗师了解他们的想法并顺势而为时，来访者通常都会合作。如果治疗师在对方身上看到了阻抗，他们就看不到他 / 她合作的努力；反之，如果他们能看到他 / 她个人独特的合作方式，他们就不会视之为阻抗。应该从治疗师 - 来访者合作关系的视角来看待每个来访者，而不是聚焦于阻抗、权力和控制（De Shazer，1984，p.13）。例如不做家庭作业的来访者并非在表示阻抗，而实际上是在合作，因为这样他们就表明这项家庭作业不符合他们的做事方式。治疗师的任务是帮助来访者发现他们的能力，并运用这些能力创造他们期待的未来。

以阻抗概念为中心的治疗师和来访者就像站在赛场两端的、对立的网球运动员。他们在努力相互对抗，治疗师想要赢来证明治疗是有效的。以合作概念为中心的治疗师像是和来访者处在同一阵营，要与伙伴并肩作战，这样就可以合作击败共同的对手，因此合作是必要的。

在 Erickson 看来（Rossi，1980），阻抗是合作性的：它是来访者对干预可能做出的一种回应（见第七章）。

本章的 SF 问句

53. "你来访的目的是什么？"或者"你来见我所期待的最好的收获是什么？"

54. "你或者其他人认为，达到什么状态就说明你不用再继续治疗了？"

55. "你或其他人希望这些会谈会带来哪些不同的结果？"

56. "假设今夜你睡着时发生了一个奇迹，而奇迹就是让你来访的问题已经解决（妥善解决）了。但你睡着了，并没有意识到这一点。那么第二天早上，你会首先注意到什么事物，让你知道问题已经被解决了？有什么事物会变得不同？你会做些什么不同的事情？

在这一天中，你如何知道奇迹已然发生？还有别的迹象吗？别人会怎样注意到奇迹已经发生了？他们会有什么不同的反应？"

57. "如果没有抑郁，你的生活会是什么样子？"或者"如果没有得抑郁症，你的生活会有什么不同？"

58. "假设你吃了一种只有积极作用的神奇药丸，你的生活会有什么不同？"或者"如果你可以完全无视自己受到的局限，你会达成什么看似不可能的目标？"

59. "达到什么状态会让你认为今天的来访有帮助？"

60. "即使今天你不是主动来访，但发生什么会让你认为这不是纯粹在浪费时间？"

61. "想象自己摆脱抑郁，夺回了生活主动权。你如何知道自己在充分享受生活？"

62. "假设你感觉好些了，又能开始做饭了，你会做的第一道菜是什么？"

63. "如果我是墙上的一只飞虫，在观察你和你的伴侣，当事情好转时，我看到你们做了什么不同的事情？"或者"想象一下，你向某人咨询你的情况，这是一个你非常尊重的人、一个可能已经不在人世的人，或者一个你甚至不认识的人，那个人会建议你怎么做或怎么想？"

64. "当这个问题被解决了，这个人会注意到你有什么不同吗？这个人会看到你在做什么不同的事？还有什么？当这个问题被解决了，一个旁观者在观察你，他／她会注意到你和另一个人的关系有什么不同？观察者会看到你们在做什么不同的事？还有什么？"

65. "你如何给困扰你的问题命名？"（加上后续所有量尺问句。）

66. "当你对 X 有（更多的）掌控时，你会（以不同的方式）做什么？"

67. "当你全力应对 X 时，你会怎么做？哪种武器最有帮助？你如何能愚弄或欺骗 X？"

68. "你将如何庆祝你战胜了 X？"

69. "你被 X（抑郁）控制了多久？"

70. "有什么人在你没有生病的时候就认识你，能提醒你关注自己的优点和成就，相信你的生命是值得继续下去的？"

71. "当 X（抑郁）在你耳边低语时，你总是会听进去吗？"

72. "能给我讲讲你的过去吗？让我了解你是如何坚强地对抗 X（抑郁）的。"

　　在下一章中，我们将看到所有的来访者都拥有可以帮助他们提高生活质量和幸福感的优势和能力。发掘能力有助于帮助来访者即使在最困难的情况下也能找到应对的方式。

第六章
发现能力

概 述

聚焦于变化可以凸显出来访者现有的优势和资源。Erickson（Rosen，1991）将其描述为来访者巨大的知识仓库。尽管生活很艰难，但所有的来访者都拥有优势和能力，可以帮助他们提高生活质量和幸福感。通过专注于优势和能力——对成功进行分析——可以增加来访者的动力，帮助他们即使在最困难的情况下也能找到应对的方式。

另一种发现能力的方法是发现来访者经常忽略的例外情况。问题持续存在可能只是因为来访者认为或说问题"总是"出现。有些情况下，问题实际上并不存在或问题不太严重，但来访者会认为这些情况无关紧要，或甚至没有注意到它们，因此它们一直被置之脑后。焦点解决治疗师会特别留意这些例外情况；它们有助于将来访者的注意力转移到不同的情况上，并以例外情况为桥梁走向解决方案。

询问有关能力的问句会促使来访者谈论成功和积极面向，并自我赞美，从而增强他们的自我价值感。关于能力的问句有："你是怎么做的？""你是如何成功地做到……的？""你是怎么坚持下去的？""事情为什么没有变得更糟？"提出关于细节的问句非常关键："还有什么？""还有吗？"重要的是要不断询问每一个和成功、资源或来访者自身价值感相关的细节。此外，提问"还有什么？"意味着确实还有更多细节，来访者需要做的就是把它们挖掘出来。

发现优势和资源

尽管人们都面临挑战，但所有人都可以发掘出自身能力来提高生活的品质。治疗师应该尊重来访者的能力以及来访者希望发挥这些能力去达成的目标。当来访者定义自己的优势时，不断强调他们的优势会增加来访者的积极性。发掘优势需要一个合作探索的过程，它使治疗师避免落入对来访者的困难进行评判或指责的陷阱，转而去探索来访者是如何设法挺过来，甚至由此渐入佳境的。所有的环境——即使是最暗淡的环境——都包含着资源，Saleebey（2007）将其描述为优势视角。即使来访者现在或曾经感觉很低落，SFBT 也认可来访者所采取的行动。这有助于他们发现自己的独特优势，让情况得到改善。承认自己是成功的，即使是一小步的成功，也会让人萌生更积极的感受，并相信事情已经变好，且／或会变得更好。

帮助来访者发现个人优势的焦点解决问句有：

- "我／别人认为我拥有什么力量来对抗抑郁？"
- "是什么给了我早上起床的力量？"
- "我为什么还没有放弃希望？"
- "我最好的朋友会欣赏我与抑郁斗争的方式吗？"
- "我做了什么来阻止情况恶化？"
- "即使情况恶化，我在哪方面坚持下来了？"
- "我是如何解决棘手问题的？"
- "我从这些困难中获得了什么智慧，可以传递给我爱的人或关心的人（例如，孙辈／孩子或朋友）？"
- "我曾经想过什么、说过什么、做过什么，帮助我从出发点走到今天的位置？"

案例 8. 你是如何幸存下来的？

　　这位来访者用疲惫的声音说，由于他的抑郁反复发作，这已经是他十年来咨询的第四位治疗师了。他用了三年寻求精神分析治疗师的帮助，接受了两年来访者中心的团体治疗，还进行了大量的身体锻炼。尽管服用了抗抑郁药物，他仍然饱受抑郁的困扰。

　　治疗师问他："是什么帮助你度过了艰难的童年？"他回答说，他从来没有从这个角度想过。他一直认为自己是父亲这个施虐者手下的一个完完全全的受害者，对局面没有一丝掌控感。然后他发现自己确实采取了一些措施，让自己尽可能长时间地远离家，并在他校友的父母家找到了避难所。他能想到的另一个优势是自己的白日梦能力：小时候，他经常做白日梦，幻想自己长大后如何成为一名音乐家，演奏萨克斯。他意识到自己确实成功做到一些行动来保障自己的安全并逃离父亲，这让他第一次把看待自己的视角从受害者转变为（取得了部分成功的）幸存者。这种视角的改变增强了他的自我效能感，并产生了进一步的积极情绪。

　　养成一个新习惯的关键是一遍又一遍地练习新的行为。习武的人会明白，教练只能传授一小部分的要义，只有通过不断地训练，人们才能获得必要的经验。不要追求过多的技术，而是要循序渐进地把每一种技术都融会贯通。这个道理也适用于建立优势。

以下是一些能引起许多来访者共鸣的方法：

- 量表：填写优势测评量表（Values in Action，VIA），找出你的标志性优势。

- 沟通：和别人谈谈你的优势；讲述你的优势是如何帮助你的，以及在你状态最好的时候是如何发挥作用的。交谈时发挥你的优势；例如，如果你想以好奇心为基础展开对话，那就带着真正的兴趣来问问题。

- 写日记：写下你的优势，用这种个人内在的方式去探索它们。例如，如果你想让自己更谨慎一些，就可以思考一个令你很矛盾的情况，并写下得失。

- 自我监控：建立一个自我追踪系统来监测你一天的经历。逐小时记录一个或多个你所运用的优势。你可能需要一个闹钟或其他外部提示来提醒自己去观察自己何时在发挥优势。这个方法同时也会调动你自我调节方面的优势。

练习 13. 进展顺利

请来访者改变他们所关注的事情，这被称为"进展顺利练习"[也被称为"三件幸事"（Seligman， 2011）]。让来访者在接下来的一周每晚抽出 10 分钟，写下当天顺利进行的三件事，以及顺利的原因。这三件事不用是什么惊天动地的大事。在每个积极的事件背后，让来访者回答这个问题："为什么会发生这种情况？我在其中扮演了什么角色？"一开始可能有些尴尬，但请他们坚持做一周，就会变得越来越容易。六个月后，来访者很可能会不再感到那么沮丧，会变得更快乐，并乐于做这个练习。

如果来访者找不到任何优势，请他们尝试用第三人称视角，从更积极的角度来看待自己。

帮助来访者从第三人称视角发现优势的焦点解决问句有：

- "我最好的朋友会说我的优势有哪些？"
- "他们认为我有哪些好的品质和技能？"
- "我的孩子／父母／同事会说我有哪些优势？"
- "别人什么时候知道我有这些品质的？"
- "别人会如何注意到我在这种情况下发挥了这些品质？"
- "什么事情对我来说很容易，而别人却觉得很难？"
- "如果……（例如，某个已故的人）可以看到我现在是怎么做的，他／她为什么会为我感到骄傲？如果可能的话，关于我，那个人会说什么？他／她会认为我是如何做到这一点的？"

练习 14. 快乐画作

让来访者从他们的生活中选取一些快乐的事情，并向你描绘。或者让来访者画下他们正在做自己引以为豪的事情时的样子。

练习 15. 曾有效的三个策略

请来访者一起作为专家，回忆他们生活中曾遇到问题的一个时期。当时他们是如何解决这个问题的？让他们想出他们当时做过的至少三件对自己有帮助的事情。他们可以再次应用（或者已经在应用）哪些策略来解决当前的问题？他们还知道其他人解决类似问题时用过哪些方法吗？

案例 9. 50 种应对方法

来访者沉重地叹了口气，说："我不知道我是否能跟上生活中发生的一切。"治疗师请她想出 50 种她能跟上生活节奏的方法。"我必须想出 5 种方法？"她疲惫地问道。"不，50 种。"治疗师回答。"你想在我这里开始，还是想在家里开始尝试？"来访者难以置信地看着她的治疗师，但还是开始去做了。随着她继续寻找对她有效的方法（每周早睡一次，让她的姐姐帮忙带孩子参加体育活动等），她的态度变得更加积极。在会谈期间她成功地找到了 43 种方法，而当她离开时，她非常自信自己还可以找到其他 7 种方法。在给出反馈时，她说："这次会谈让我明白，问题不在于我是否能坚持跟上节奏，而在于我如何去做到。"

另一种发现能力的方法是使用**能力迁移**技术，这种技术请来访者谈论他们在生活中的其他领域的能力，如一项运动、爱好或特殊才能。然后，来访者被鼓励去发挥这些能力，以实现他们的目标。例如，一位患有惊恐障碍的来访者，每当他感到焦虑时，就通过运用深海潜水时的呼吸方法来让自己学会放松。

案例 10. 能力迁移

来访者由于无法在妻子和情妇之间做出选择而变得非常沮丧。他觉得自己被困住了，不知道该怎么办。这种情况已经持续一年了，而最近他的情妇一直在施压让他离开妻子，和自己一起住。他告诉治疗师，他拥有一家建造展厅的公司。于是治疗师请他给自己更多地讲讲他的建筑专业知识：当建筑物的一部分被卡住时，他通常是怎么解决的？他说，在这种情况下，他们一般会轻轻地摇晃结构，可能最终卡住的东西会被移开。然后治疗师请他思考摆脱自己生活困境的办法。他当时决定离开他的妻子，搬去和他的情妇住在一起，但几周后，他决定独自生活，不再和两个女人见面。在几个月后的邮件联系中，他说自己找到了一个新女友，他的抑郁情绪也减轻了。

发现例外

对于来访者来说，问题总是被视为主要的因素，而例外情况，即使有的话，也会被视为次要的，而对于焦点解决治疗师来说，例外情况则被视为主要的因素。干预就是为了帮助来访者进行类似的反转，从而引导来访者产生解决方案（De Shazer，1991）。当被问及例外情况时，尽管这些例外是解决方案的关键，但来访者这时才会第一次注意到它们的存在。解决方案往往就是基于这些未被认识到的差异之上。

Wittgenstein（1968）指出，例外就存在于表面，你不需要深挖。然而，来访者往往会忽略它们，因为他们感到问题一直在出现。这些例外是事件中对我们来说非常重要的方面，但常常因为它们是简单和熟悉的而好像隐藏起来了。根据Wittgenstein 的说法，治疗师不要挖掘、推测或复杂化。这就是为什么在 SFBT 中，治疗师要停留在表面，避免落入分类或寻找问题本质的陷阱。治疗师的任务是帮助来访者找到这些例外，并放大它们，让这些例外开始对他们产生影响。Heath 和 Heath（2010）称例外为**闪光点**（参见本套书的焦虑分册）。有两种类型的例外情况：

1. 与目标相关的例外情况："你在什么时候会注意到，你所期待的不同之处闪现在生活中？你上次注意到它是什么时候？它是什么样的？那时有什么不同？"

2. 与问题相关的例外情况："在什么时候，问题不那么严重了？在什么时候，问题会短暂地不存在？在什么情况下，你能更好地应对这个问题？"

如果例外是刻意形成的，来访者可以让它们再次发生。如果例外是自然发生的，来访者通过监测例外或尝试预测例外情况，可以发现更多关于例外的信息（参见练习 24）。

治疗师倾听和探讨这些例外情况后，会赞扬来访者所做的一切。他们请来访者通过回答三个能力问句来描述他们的成功故事：

1. "你是怎么做的？"

2."你是如何决定要那样做的？"

3."你是如何做到的？"

第一个问题假设来访者已经做了一些事情，因此假定有行动、能力和责任。第二个问题假设来访者已经做出了积极的决定，使他们有机会书写新的生活故事，并对自己的未来产生影响。第三个问题请来访者讲述他们的成功经历。

抑郁的任何症状都存在例外情况。请来访者通过以下问句来思考例外情况：

- "在什么情况下我觉得不那么绝望了？"
- "过去几周有哪些晚上相对好一些？"
- "在过去的一周中，我什么时候能够集中注意力（哪怕只有一点点）？"
- "在过去的几周里，我什么时候感到不那么烦躁且 / 或更放松了？"
- "我是如何克服……（喝酒、自杀）的冲动的？"
- "当问题结束或即将结束时，会发生什么？"
- "什么时候我觉得自己与他人、外部世界的联系更紧密了？"
- "困难的经历有时会带来意想不到的积极结果。如果没有

这些经历，有什么积极的事情就可能不会发生了？如果
没有这些困难的经历，有什么我期待的事情可能就不会
发生了？"

练习 16. 注意你能够克服冲动的时刻

虽然来访者常说问题行为(如酗酒、自残、强迫行为)总是发生，但总有一些情况下问题行为并没有表现出来（或程度不同）。这些都是来访者可以构建的例外情况，因为它们已经是来访者所拥有的部分能力。布置这个家庭作业的前提是，来访者确实会时不时地克服这种冲动，而且他们正在做一些不同的事情来克服这种冲动。来访者的注意力被引导到他们的行为层面，而不是关注任何内在的感觉。让人们注意到在类似的情况下，其他人是如何克服自己的冲动的，这可能也是有益的办法。

量尺问句

通过量尺问句，治疗师帮助来访者表达对自己经历的复杂、直观的观察结果和对未来可能性的评估。量尺问句要求来访者将他们的观察、印象和预测在 10—0 量尺上打分（关

于为什么用 10—0 量尺而不是 0—10 量尺，参见本套书的焦虑
分册）。

量尺问句可以聚焦于进度、动机、希望和信心。在会谈快结
束时，在找到例外情况或讨论奇迹或目标后，可以询问这些问
句。焦点解决量尺问句可以是这样的："如果奇迹（或期待的未
来）是 10 分，而事情最糟糕的时刻（或你预约会面时）是 0 分，
在这个评分量尺上，你希望治疗结束时能达到几分？"（对许多来
访者来说，可能是 7 或 8 分。）"到那时会有什么变化？""还
有什么不同？""你现在在量尺的哪个位置？""你会如何成功地
达到那个分数（为什么不是更低的分数)？""再高一分是什么样
子？""你会有什么不同的做法？""你怎样才能提高一分呢？""什
么事或什么人能帮上忙？""你认为达到什么分数时就可以停止治
疗了？"

其他量尺问句可以是"在 10 到 0 的范围内，10 分表示你很好
地处理了这种情况，0 分表示你根本无法处理这种情况，你想达到
什么分数？"再加上后续的量尺问句。或者"在你的生活中，你 /
别人会注意到哪件与以往不同的小事，让你 / 他们知道你在恢复的
道路上向前迈出了一步？"

案例 11. 量尺问句

例如："这是一个不同类型的问句，叫作量尺问句，把事情放在从 10 到 0 的量尺上打分。假设 10 分代表当你最期待的情况实现时，你的生活会是什么样子；0 分则代表相反的一端（见表 6.1）。你希望自己处于量尺的什么位置？到那时你的生活会有什么不同？

你会做些什么不同的事情？还有什么？你今天的分数是多少？这一分数意味着什么（为什么没有更低）？你还做了什么？再高一分会是什么样子？一小步的进展会是什么？你/别人怎么知道你提高了一分？你会做些什么不同的事情？什么人或什么事情能帮助你达到更高的分数？"

表 6.1 量尺问句

10	最期待的情况都实现了
X	现实的目标
$Y+1$	一小步的进展，或分数提高了一分
Y	现状，"你是怎么达到这个分数的？为什么分数没有比现在更低呢？你做了什么？这个分数对你来说意味着什么？谁会同意？你还做了什么？"
0	和最期待的情况相反

量尺问句也经常用于以问题为中心的疗法。然而，这些量尺都是关于问题的：抑郁量尺、焦虑量尺，或 EMDR（眼动脱敏与再处理技术）中的 SUD（主观痛苦感觉单位）量尺。在这些量尺上，最高分是问题达到顶峰的程度，0 分是问题不存在的程度。问题不存在并不能说明存在积极的感觉、思想或行为，如前几章所阐述的那样。在 SFBT 中，中性量尺取代了抑郁量尺，其中 10 分表示完全健康，0 分表示相反的一端。

案例 12. 控制渴求

在临床环境中，对于药物和 / 或酒精成瘾的来访者，治疗师经常向来访者提出关于他们的渴求的问句，他们为此开发了一个"渴求量尺"。"如果 10 分代表最饱含渴求的状态，0 分代表完全没有渴求，你现在在量尺上打几分？"他们的来访者通常的回答是："在你提到它之前，我的渴求程度是很低的，但现在你一提起它，我马上就感觉到了！"使用焦点解决量尺问句的目的是通过控制渴求，聚焦于期待的未来："如果 10 分等于你可以完全控制自己的渴求，0 分等于完全失去控制，你现在对自己的掌控感打几分？"

故事 7. 洗车

一家洗车店用会员卡进行促销活动。一种情况是，每当顾客购买洗车服务时，他们的会员卡就会被盖章，当他们集齐 8 个印章时，就会得到一次免费的洗车服务。另一种情况是，顾客需要收集 10 个印章（而不是 8 个）才能获得一次免费洗车服务——但他们得到会员卡时，两个印章已经被预先加盖上了。

目标是一样的：额外购买 8 次洗车服务并获得一次奖励。但心理感受是不同的：一种情况下，你要完全从头开始；而在另一种情况下，你已经完成了 20%。几个月后，第一种情况下的顾客中有 19% 的人获得了免费洗车的机会，而第二种情况下的顾客中则有 34% 获得了免费洗车的机会（而且这些顾客更快获得奖励）（Cialdini，1984）。

人们发现，在一段较长的旅程中已经完成一部分，比在一段较短的旅程中从起点开始，让人更有动力。激励人们行动就是让人们感觉他们比想象中更接近终点线。这就是为什么焦点解决治疗师总是问："为什么量尺上的分数没有更低？"这样问就像他们在来访者的洗车卡上预先盖了几个章。

树立积极的自我观

从认知的角度来看，抑郁症的特征是对自己、生活经历（以及整个世界）和未来持消极视角，即认知三联症（cognitive triad）（Beck，Rush，Shaw，& Emery，1979）。

患有抑郁症的来访者通常认为自己有缺陷、无助、不讨人喜欢，他们倾向于把不愉快的经历归咎于他们身体、精神和／或道德上的缺陷。他们倾向于感到内疚，认为自己毫无价值，应该受到谴责，被自己和他人拒绝。他们可能很难将自己视为成功的、被接纳的或自我感觉良好的人。这种认知偏差的表现是倾向于忽视积极的属性，认为成就微不足道或毫无意义而不配被称作成就，曲解他人的照顾、善意和关注，认为可能这些都是基于怜悯，或者如果其他人认识"真实的"自己，自己就很容易失去这一切。

Gilbert（2010）指出，科学表明，幸福最重要的组成部分之一是爱和被爱的能力、关心和被关心的能力，因此我们的治疗、干预和培训应该越来越多地聚焦于此，无论是在我们的诊所、学校还是工作场所。

请来访者对自己建立（更）积极的视角的焦点解决问句有：

- "如果没有抑郁症，我会是什么样的人？"
- "我还处理过其他什么困难的情况？这让我对自己有了什么发现？"
- "能够处理好这种情况让我对自己有了什么认识？"
- "我现在对自己有什么认知，是上星期我不知道的呢？"
- "如果我知道一个人有过和我完全一样的经历，我会怎么看他／她？"
- "这些积极的变化说明我是一个什么样的人？"
- "在困难的时候，我想过什么、说过什么、做过什么让我感到自豪，认为自己很明智？"

练习 17. 自我欣赏

邀请来访者思考以下问题：

1. 我喜欢我自己的哪 5 个方面？

2. 我做哪 5 件事情能够给我周围的世界增加价值？

3. 在过去的 12 个月里，最令我自豪的成就是什么？

练习 18. 反映最好的自我

邀请来访者向 10 到 20 个人请教，请这些人给来访者提供 3 个书面故事，描述来访者以某种方式做出积极贡献的情况。请来访者收集所有的故事并将它们整合在一起，寻找共同的主题、惊喜和启示。然后请来访者将所有的积极贡献综合成最佳的自我形象：总结他们的发现并与他们生活中重要的人分享结果。听起来 20 个人可能有些令人畏惧，但考虑一下这可能产生的影响。来访者将与他们生活中的 20 个人进行有意义的交流，从这些人那里获得积极、有趣的评论，他们可能会在个人、社交、工作或精神等多个领域与人建立联系。请思考一下，这对于来访者、他人和他们之间的关系可能带来多么大的转变。

本章的 SF 问句

73. "还有什么？还有什么？"

74. "你认为是什么帮助你度过了艰难的童年？"

75. "你在什么时候会注意到，你所期待的不同之处闪现在生活中？你上次注意到它是什么时候？它是什么样的？那时有什么不同？"

76. "在什么时候，问题不那么严重了？在什么时候，问题会短暂地不存在？在什么情况下，你能更好地应对这个问题？"

77. "你是怎么做的？你是如何决定要那样做的？你是如何做到的？"

78. "如果奇迹（或期待的未来）是 10 分，而事情最糟糕的时刻（或你预约会面时）是 0 分，在这个评分量尺上，你希望治疗结束时能达到几分？"（对许多来访者来说，可能是 7 或 8 分。）"到那时会有什么变化？还有什么不同？你现在在量尺的哪个位置？你会如何成功地达到那个分数（为什么不是更低的分数）？再高一分是什么样子？你会有什么不同的做法？你怎样才能提高一分呢？什么事或什么人能帮上忙？你认为达到什么分数时就可以停止治疗了？"

79. "在 10 到 0 的范围内，10 分表示你很好地处理了这种情况，0 分表示你根本无法处理这种情况，你想达到什么分数？"（再加上后续的量尺问句。）或者"在你的生活中，你 / 别人会注意到哪件与以往不同的小事，让你 / 他们知道你在恢复的道路上向前迈出了一步？"

80. "假设 10 分表示当一切顺利时你的生活的样子，0 分表示当你预约治疗时情况有多糟糕，那么治疗结束时你希望在量尺的哪个位置？那时你的生活会有什么不同？你今天的分数是多少？你如何成功地到达这个位置（而没有更糟糕）？还有什么？高一分是什么样子？你 / 别人怎么知道你提高了一分？你会做些什么不同的事情？什么人或什么事情能帮助你达到更高的分数？"

　　在下一章中，我们将看到如何在后续会谈中聚焦于向前迈出的每一小步。采取"一小步"意味着低门槛、低风险、成功机会更大，而且往往会产生滚雪球效应，导致更大的变化。

第七章
推动进步

概　述

当进行后续会谈时，来访者和治疗师会探讨哪些方面已经有所改善。重点放在每一小步的进展上。当问题很大、压力很大时，小步前行比大跨步更为有效。小步前行（baby steps）有以下优点：门槛低、风险低、成功的机会更大，并且可能产生滚雪球效应，从而促进更大的变化。

还可以通过邀请来访者重新书写他们的消极故事，让它们变得更有积极意义，或者使用积极的意象来取得进展。为了进一步推动进展，可以提出家庭作业建议，旨在引导来访者关注对他们实现目标最有用的方面。

后续会谈

"（我们上次见面后）有什么改善？"即使来访者已经参加了很长时间的治疗，这也是在后续会谈中一个宝贵的开场。要求详细描述什么是更好的，给予赞美，并强调来访者在寻找解决方案时的投入。在会谈结束时，询问来访者他们认为是否需要另一次会谈，如果是的话，他们想什么时候再来。事实上，在许多情况下，来访者认为没有必要再来，或者他们把时间间隔安排得比其他形式的心理治疗更长。

根据 De Shazer（1994）的说法，后续会谈的目的是通过询问有关两次会谈之间发生了什么的问题，以便来访者能够发现一些进展。如果仔细观察，人们（几乎）总是能够找到改善的地方。另一个目的是看看来访者是否认为治疗师和来访者在上一次会谈中所做的事情是有用的，并使他们感觉到事情变得更好了。后续会谈还有助于帮助来访者找出他们正在做什么或发生了什么导致了改善，这样他们就知道应该多做什么。后续会谈的目标还在于帮助来访者弄清事情是否进展得足够顺利，不需要进行进一步的会谈，并确保治疗师和来访者不要继续做那些不起作用的事情，而是寻找新的方法。

评估进展

治疗师和来访者如何知道他们正朝着正确的方向发展？监测进展是必不可少的，并能提高成功的机会（Duncan，2005，p.183）。"你并不真的需要完美的方法，而是需要知道你的计划是否有效——如果无效，如何快速调整你的策略，以最大限度地提高改善的可能性。"

如果没有早期的改善，就会减少实现来访者想要达到的目标的机会。如果在第三次会谈时没有改善，那么在整个治疗过程中也不可能出现进展。此外，如果直到第六次会谈，来访者仍不认为治疗是有帮助的，那他从中很可能得不到任何好处，即使治疗的时间很长。在预测成功方面，诊断和治疗的类型并不像了解治疗是否真的有效那样重要。如果治疗师得到来访者关于缺乏进展的反馈，那么在治疗结束时，来访者的情况会比治疗师没有得到这种信息的情况中的 65% 的来访者要好。当治疗师能够获得进展信息时，来访者在治疗中恶化的可能性较小，实现临床显著变化的可能性成倍增加。

开场问句"什么变得更好了？"表明已经取得了一些进展，人们只需要注意什么更好了。这个问句不同于"有什么好转吗？"或"什么进展顺利？"或"你怎么样？"或"自从我们上次会谈以来，情况如何？"来访者对这个问句的反应通常是惊讶。有时，来访者最初的反应是说"没什么"，因为从他们的角度来看，这就是他们的体验；他们还没有考虑到有什么更好的东西。在这种情况下，治疗师的问句会围绕着最近发生的事，寻找问题不存在或问题较少的时候。治疗师的工作是基于这样的假设：只要寻找，总能找到例外。焦点解决治疗师问的不是是否有例外，而是什么时候有 / 曾经有例外。

替代"什么变得更好了？"的是"有什么变得不同了？"或"有哪些你觉得还不错的地方？"治疗师也可以问第二章中的四个基本 SF 问句。

De Jong 和 Berg（2002）开发了 EARS 技术来定义后续会谈中的活动。E（eliciting）代表启发（引出关于进展和例外情况的故事）。A（amplifying）代表扩展，来访者被邀请描述例外发生的时刻与问题发生的时刻之间的差异；治疗师和来访者研究例外情况是如何发生的，特别是来访者在其中扮演了什么角色。R（reinforcing）代表强化，治疗师通过对这些例外情况的探讨和对来访者的赞美，强化导致例外情况的因素。S（start again）代表重复："还有什么变得更好了？"

来访者可能会对"什么变得更好了？"给出四种不同的反应

模式。来访者做得如何，作业是否适合他们，决定了治疗师是否应该继续走同样的路，还是应该做别的事情。治疗师应始终根据与每个来访者的联盟关系来调整他们的问句和家庭作业建议（见第四章）。重要的是要记住，来访者希望他们的问题得到解决，无论他们多么悲观或怀疑。基于这个原因，重要的是要仔细地倾听和检查来访者有多么想改变。在后续会谈中，优化联盟、保持已经取得的进展并在此基础上继续努力必不可少。此外，治疗师需要验证家庭作业是否有用，必须抓住任何可能的倒退。这四种反应是：①情况好一些了；②我们的意见不一致（如果有一个以上的来访者）；③情况没什么变化；④情况更糟了。好消息是，对于所有四种反应，SF 战略都是可用的（Bannink，2010a，2010c，2014b，2014c）。

案例 13. 没有变好

"没有变好"是来访者对有关进展的问句的回答。治疗师请来访者首先告诉她过去一周中最糟糕的时刻。在承认了这个困难的时刻后，治疗师转而询问例外情况："那么其他的时刻一定会好一些。请告诉我更多关于这些时刻的情况。这些时刻好在哪里？你到底做了什么来使这些时刻发生？"

故事 8. 积极的差异

一个男孩正在捡东西，并把它扔进海里。一个人走近他，问："你在做什么？"男孩回答："我在救那些搁浅在海滩上的海星。潮水正在退去，如果我不把它们扔回去，它们就会死去。"那人注意到，有几公里长的海滩和成千上万的海星。他看了看海滩，又看了看男孩，然后说道："好吧，你也改变不了什么吧？"

小男孩又捡起一只海星，把它扔回了海里。然后，他抬起头来，笑着说："我改变了这只海星！"

感 恩

感恩能抵消抑郁的影响，因为感恩能把来访者的注意力从这个世界和他们人生的消极一面转移到积极的一面上来。感恩这一概念并不单纯是指对其他人的帮助给予人和人之间的欣赏。这是生活取向中更为宽泛的部分，也就是关注并赞赏积极的东西。这种生活取向与乐观、希望、信任等其他情感不同——这些更为宽泛的情感特征并不表现为对人生积极因素的关注与赞赏，比如乐观主义是一种对未来结果的预期，希望包含了取得积极成果的倾向。

感恩与幸福感密切相关（Wood，Froh，& Geraghty，2010）。在临床上，增加感恩的干预措施是很有希望的，因为它们在体悟幸福方面有很强的解释力，而且是有可能通过简单的练习来提高幸福感的（见下文）。

与感恩有关的研究（Seligman，2002）表明：

- 表达感恩对幸福感水平有短期（几个星期）的正向影响（最多可增加 25%）。经常性或习惯性感恩的人比不习惯感恩的人更幸福。
- 那些每周写下自己感激之情的人，比那些写下自己的抱怨或者写下一周中发生过的任何事的人，幸福水平提高 25%。
- 请被评定为重度抑郁的人回忆并写下 15 天内每天发生的 3 件好事（见练习 13），其中 94% 的人在此期间由重度抑郁转为轻度或中度抑郁。

练习 19. 感恩日记

请来访者买一本漂亮的空白本子，用于书写他们的感恩日记。请他们描述他们每天感恩的事情。除了简单地列出生活中的好事外，还要求他们描述每件好事发生的原因，以及他们做了什么来实现它。这样做可以将他们的目光引向好事的前兆，以及他们自己的力量和资源。

练习 20. 感恩拜访

对来访者说："闭上你的眼睛。回想一个还活着的人的面孔，他做了一些事情，或者说了一些话，改变了你的生活，但你从未真正感谢过他；这是一个你可以当面相见的人。写一封感恩信并亲自递交给他。这封信应该是具体的，大约 300 字。具体说明这个人对你做了什么，以及他做的事情如何影响了你的生活。一旦你写好了感谢信，打电话给那个人，告诉他，你想要去拜访，但不要透露见面的目的；当惊喜被呈现时，这个练习将会更有趣。当你见到这个人时，花些时间读你的信。注意他的反应以及你的反应。如果他在你读信时打断了你，告诉他，你特别想让他一直倾听直到你说完。在你读完信（读完每个字）后，你们讨论信的内容和对彼此的感受。"

研究表明，三个月后人们会更快乐，更少抑郁。感恩拜访也可以通过虚拟的方式进行。如果这个人已经过世或者住得太远而无法会面，这可能特别有用。

练习 21. 感恩四步走

邀请来访者通过四个步骤来体验更多的感恩，从而获得更多的满足感和幸福感。这四个步骤如下：

1. 寻找一些不感恩的想法；

2. 形成一些替代性的感恩想法；

3. 用感恩的想法取代不感恩的想法；

4. 将内在的积极情感转化为行动：做点什么。

练习 22. 来自未来的自己的感谢

邀请来访者每天都做一些会让未来的自己感激的事情。请他们好好照顾自己，寻找今天可以做的事情，比如散步、吃健康的食物或做一件善事（参见练习 25）。

改写消极故事

通过邀请来访者将消极故事改写成积极的故事或使用积极的意象，可以取得进展。一旦来访者意识到自己不是故事本身，自己是自己，故事是故事，他们就可以开始发展更有助益和同情心的故事或意象。可以改写以下四种类型的消极故事（O'Hanlon，1999）。

- 归责的故事：在这些故事中，有些人是坏的或错的，有坏的意图，或因为导致问题而受到指责。
- 不可能的故事：在这些故事中，改变被认为是不可能的。
- 不被许可的故事：在这些故事中，某人的感觉、欲望、思想或行动被视为错误或不可接受的。
- 无法负责的故事：在这些故事中，人们通过声称自己的行为受其他人或其他一些无法控制的因素的控制，来免除自己的责任。

练习 23. 正向归责

患有抑郁症的人经常认为他们没有价值，应该受到责备，并被自己和他人拒绝。将消极故事转变为积极故事的一个方法是"正向归责"练习。大多数来访者可能从来没有听说过"正向归责"的概念，当听到治疗师从正向角度询问时，他们会感到惊讶。当治疗师问及问题的例外情况、过去的成功或现在的解决方案时，就是在使用一种正向归责。"你是怎么做到的？""你是怎么决定这么做的？""你是怎么想到这个好主意的？"隐藏在这些能力问句背后的信息是，来访者已经具备了一定程度的能力，而正向归责，如果适当的话，可能让成功重现。

案例 14. 再次想象那个场景

邀请来访者使用积极的想象，修改一个令人烦恼的意象，以改变相关的消极思维、情绪和 / 或行为。她说她再次想象这个场景，就像它发生在闪回中一样。只是这一次，成年的她自己直接走到小女孩那里，把她抱起来，把她带走，说着安抚、温和的话，并轻柔而坚定地抱着她。成年的她自己正在保护她，免受她咄咄逼人的母亲的伤害。她说这可能听起来是胡言乱语，但她感觉很好。

恢复期和复原期的人与他们的情绪建立了温和的关系，并且以健康的方式与自己相处：他们对自己宽容。对自己温柔并不仅仅是在当下提供安慰；在可能的情况下，它还意味着承诺减少未来的痛苦。

Neff（2011）认为，自我关怀（self-compassion）围绕着三个方面展开。第一是自我关怀，而不是自我批判。对自己好的人在面对痛苦或失败时，对自己是宽容和爱护的，而自我批判的人则对自己苛刻和不宽容。第二是认识到人性是共通的而非特有的。共通的人性意味着将失败感和匮乏感视为人类共有的体验。如果一个人在失败时觉得只有自己有这样的状况和体验，那他就会感到孤独。第三是情绪调节，而不是过度认同。能够调节自己情绪的人能保持平衡的视角，保持对自己的情绪有透彻的认识，既不忽视也不纠缠于他们不喜欢的生活元素，而过度认同的人往往会固执地陷于失败，并将其视为个人缺陷的证据。增加自我关怀会在很多方面（如对自己的生活感到满意、智慧、乐观、好奇、目标设定、社交联系、个人责任和情绪复原力等）带来积极的影响。

邀请来访者增强自我关怀的 SF 问句是：

- "假设我用更多的自我关怀来看待自己，我会看到什么不同？"
- "在这种情况下，我最好的朋友会怎么想或怎么说我？"
- "其他人（伴侣、孩子）会如何注意到我有更多的自我关怀了？他们对我的态度会有什么不同？他们的反应会给我的一天带来什么不同？"

案例 15. 多一点自我关怀

来访者说，她年轻时很糟糕。她的父母都是精神病患者，他们对待对方和他们的孩子都很糟糕。在后来的生活中，来访者和她自己的家人遭遇了一次飞机失事，他们幸免于难，但也受到了严重的伤害。更重要的是，在第一次会谈时，来访者提到她的小女儿意外怀孕了。来访者解释说，她经常哭泣，因为她觉得自己正在失去一贯的毅力和勇气。她发现很难为自己做美好的事情，并一度想知道她如何能更好地自我安慰。

治疗师承认她的感受，并将她在善待自己方面有困难的事实正常化，因为她的父母在她还是个孩子的时候，从来没有能够塑造这种行为。如果没有榜样，她是如何在自己的孩子需要她的时候成功地安慰他们的？她从哪里学到如何对他人表示关怀？治疗师还提出了寻找例外的问句："你什么时候成功地表现出一点自我关怀了？""你当时具体做了什么？""你今后如何能更多地这样做？"

关于家庭作业的建议

许多形式的心理治疗认为家庭作业是很重要的。然而，De

Shazer（1985）指出，当来访者不做家庭作业时，他也能得到同样多的信息。他发现，把不做作业当作关于来访者做事方式的一种信息（而不是阻抗的标志，见第五章）来接受，使他能够与来访者发展一种可能不包含家庭作业的合作关系。这让他感到震惊，因为他曾认为家庭作业对于实现行为改变是必要的。

然而，在每次会谈结束时，治疗师可能会向来访者提供家庭作业建议，目的是引导他们关注他们的经验和情况中最有助于实现其目标的那些方面。

消费型来访者可能会被观察和得到行为建议（建议他们切实地做一些不同的事情）。对这些来访者的治疗往往是锦上添花，同时也给治疗师带来一些急需的积极强化，证明他们是有能力的。

对于访客型来访者，治疗师不给任何建议。毕竟，问题还没有被定义，目标或相关的例外也没有被谈及。治疗师顺应来访者的世界观，给予承认，并赞扬他们的个人力量和资源以及来到治疗师办公室的行动。治疗师会提议再约一次治疗，继续与来访者一起找出对他们来说最好的选择。

对于抱怨型来访者，治疗师只提供观察性作业建议。对于那些不能说出例外情况或目标的来访者，治疗师可以给出以下建议

（之一）：

- "注意在你的生活中发生了什么，让你认为问题可以被解决。"

- "思考你希望通过这些会谈达到什么目的。"

- "注意生活中那些你愿意让其保持现状的好事。"或"注意你生活中发生的那些你希望可以继续发生的事情。"

- "观察你生活中的积极时刻"。

- "注意事情好转的时候。"

- 如果使用了量尺问句："观察当你的分数提高了一分时，你和／或其他人（或你的重要他人）在那时做了什么不同的事。"

- "注意是什么让你对问题的解决抱有希望。"

布置观察性作业意味着例外情况可能再次发生，并能促使来访者感到更有希望。这些建议还表明，在来访者自己的经验领域内可以找到有用的信息。

当来访者对改变犹豫不决时，治疗师应该建议他们观察而不是做某件事。要做某件事的想法可能会显得步子太大，而观察性的任务可能不会显得那么可怕。由于来访者没有要做出改变的压力，他们更有可能观察他们已经在做的事情。通过这样做，他们可能会发现更多的例外情况。如果来访者对于他们可能采取的行动还没有任何想法，那么关于观察例外情况的建议是有用的：

- "观察什么时候事情稍微好了一点，以及你做了什么让它发生。"
- "观察问题严重程度较轻的情况，哪怕只轻了一点点。"
- "观察问题出现时，你处理得稍微好一点的情形。"

De Shazer（1988）有时会加入预测性元素。如果有例外情况，预测性任务表明它们会再次发生，甚至可能比来访者想象的更快。如果来访者预测会有更好的一天，他们会更倾向于寻找确认的迹象（积极的自我实现预言）。在来访者能够描述自发的例外情况的抱怨型关系中，来访者可能接受这样的预测性任务（见练习 24）。

练习 24. 预测性任务建议

邀请来访者：

- 预测明天会是什么样子，之后在第二天晚上找到当天情况如此的原因，然后对接下来的一天做出新的预测。
- 找出导致预言成真或不成真的原因。

案例 16. 第一次会谈的公式化任务

在第一次会谈结束时，治疗师可能会给来访者布置一个第一次会谈的公式化任务："从现在起到我们下次见面，我希望你观察在你的生活中发生的那些你想要继续发生的事情。" 这种干预定义了治疗的重点在于处理现在和未来，而不是过去。治疗师期望发生一些有价值的事情，而这往往与来访者所期望发生的事情相反。这个建议让来访者知道，治疗师对改变的发生充满信心。这对于来访者来说是一个容易合作的任务，因为它不需要额外做什么改变，只需要观察。这是来访者本来就会做的事情，而这个建议引导了他们观察的重点。

案例 17. 写、读、烧

如果来访者被强迫性或抑郁性思维所困扰，可以使用这个家庭作业建议。De Shazer（1985）描述了一个来访者，在与前男友结束关系几个月后，仍一直对她的前男友念念不忘。她感到内疚，不断问自己是否做错了什么。在将这个问题正常化后，De Shazer给了她一些家庭作业，帮助她继续生活。每天同一时间，她要把所有事情放下，找一个舒适的地方，待至少一个小时，但不超过一个半小时。在这段时间里，在所有的奇数日，她要集中精力，写下关于她前男友的所有好的和坏的记忆。她要一直写下去，即使这意味着她最终要把一些事情写不止一次。在偶数日，她要阅读前一天的笔记，然后将它们烧掉。如果不想要的想法在预定的时间以外出现，她要告诉自己，"我现在有其他事情要做，等预定时间到了，我再考虑这个问题"，或者她要记下来，提醒自己在预定的时间想一想。几天后，内疚的想法基本上消失了。

练习 25. 善意的行为

一些患有抑郁症的来访者是如此沉浸于自我的世界，以至于他们忘记了生活不仅仅是关于他们的。实施善意的行为会产生巨大的瞬间幸福感，特别是如果人们在一天内将五件善事全部做完（Lyubomirsky，Sheldon，& Schkade，2005）。

请来访者为自己设定一个目标，在一天内做五件善事（不要每天都做，因为这可能会变得很无聊，效果也不好）。要求他们把目标定在那些能带来改变，并且可能需要付出一些代价的行动上，比如献血、帮助邻居打扫院子，或者为父亲想出一个更好的办法来处理他的慢性疼痛。要求他们既要有创造性，又要考虑周到，评估他们周围的人可能最需要什么。在一天结束的时候，请他们注意增加他们的善意所带来的良好感觉。为了产生持久的影响，请他们把善良日作为每周的一个重复性的、有创意的仪式。请他们尝试几个月，观察它带来的变化。

那些说情况更糟了的来访者往往经历着长期的失败，或者多年来一直在与重大问题作斗争。如果治疗师过于乐观，将无法帮助他们。这些来访者往往需要大量的空间来讲述与问题有关的故事，包括与以前的治疗师的任何（消极）经历。在这种情况下，治疗师可以应用希腊合唱团技术（Greek chorus technique）（Papp，1983）。在这种技术中，一些治疗师采取支持改变的态度，而其他悲观的同事则采取反对改变的态度。如果治疗师单独工作，他们可以通过引入一个悲观的监督者来应用这一技术。来访者被邀请与治疗师一起工作，以证明某个团队或监督者是错误的。

请那些报告情况恶化了的来访者回答以下 SF 问句：

- "在这种情况下，我怎样才能继续下去呢？"
- "我是怎么到现在还没有放弃的？"
- "事情为什么没有比现在更糟糕？"
- "我可以做的最小的行动是什么，以产生哪怕只有一点点的变化？"
- "别人能为我做什么？"
- "我还能记得哪些曾经有帮助的事情，我现在可以再试试？"

- "什么最能帮助我重新打起精神，面对这些困难？"

把悲观的来访者放在专家的位置上，问他们，作为顾问，他们认为治疗应该是什么样子的，这是非常有用的。针对专家型来访者的 SF 问句是：

- "你以前合作的治疗师错过了什么？"
- "在这些治疗师所做的所有事情中，你觉得最不满意的是什么？"
- "我怎样能提供更大的帮助？"
- "你的理想治疗师会有什么品质，他 / 她会做什么？"
- "你的理想治疗师会问你什么问题？在你看来，对他 / 她来说，最好的做法是什么？"
- "如果我和其他与你有同样遭遇的来访者合作，你会给我什么建议，让我能够帮助他们？"
- "你能想到什么样的问句，让我可以最大限度地帮到你？"

Erickson（Rossi，1980）发展了"指定磨难"（assigning ordeals）的治疗策略，以使来访者在维持问题时尽可能地不舒服。这种策略可以在来访者一再报告没有任何好转或事情变得更糟时使用。

这涉及指定一项非常艰巨的任务。例如，Erickson 让一位患有抑郁症的来访者用一个购物袋搬运几公斤重的砖头一段时间，作为她承受抑郁症的沉重负担的象征。

另一个策略是邀请来访者夸大问题。当来访者夸大问题时，有时会发现他们对问题的控制力比他们认为的要强。然后，这项任务提供了一个改变的起点。最后，如果所有其他策略都失败了，治疗师可以在最后的救援尝试中"释放自己"（discharge themselves）。他们可以解释说，他们显然不具备帮助来访者的专业知识，来访者最好寻求另一位可能有新想法的治疗师的帮助。来访者可能会同意这一提议，也可能开始形成其他的期望，之后，一个更积极的联盟可能会萌生。预测下一次危机以及如何应对自杀情绪的建议已在第四章介绍。

练习 26. 最坏的情况

如果非常悲观的来访者正在预想让他感到害怕的一次拜访或一个假期，请他假装自己是一部电影的导演，在这部电影中，他的家庭成员正在扮演他们日常的角色（那些让来访者或其他人发疯的角色），导演的工作是让演员们说出台词或把他们日常的行为表演到极致。

或者邀请来访者在拜访 / 度假之前想象一些最坏的情况，并将实际发生的情况与这些想象的情况进行比较，看看他们是否接近（大多数时候不接近）。

本章的 SF 问句

81. "（自从我们上次见面后）什么变得更好了？有什么变得不同了？"或"有哪些你觉得还不错的地方？""还有什么变得更好了？""这些时刻好在哪里？你到底做了什么来使这些时刻发生？"

82. "你什么时候成功地表现出一点自我关怀了？你当时具体做了什么？你今后如何能更多地这样做？"

83. "你以前合作的治疗师错过了什么？在这些治疗师所做的所有事情中，你觉得最不满意的是什么？我怎样能提供更大的帮助？"

84. "你的理想治疗师会有什么品质，他 / 她会做什么？你的理想治疗师会问你什么问题？在你看来，对他 / 她来说，最好的做法是什么？"

85. "如果我和其他与你有同样遭遇的来访者合作，你会给我什么建议，让我能够帮助他们？"

86. "你能想到什么样的问句，让我可以最大限度地帮到你？"

在下一章中，我们将看到 SFBT 如何确保来访者处于主导地位，由他们决定何时结束治疗。"行为维持"取代了"预防复发"的说法，下一章还就如何处理僵局和失败提出了建议。在治疗开始的时候，就可以邀请来访者思考如何庆祝成功、治疗的结束或战胜抑郁。

第八章
结 束 治 疗

概　述

从治疗一开始就讨论理想的未来，会带来乐观和希望。由来访者决定他们是否需要继续会谈以及何时结束治疗。SFBT关注所取得的进展以及如何保持这些积极的变化，而不是注重预防复发。这一章还描述了导致陷入僵局和失败的四种途径。在治疗开始时，治疗师就会请来访者思考如何庆祝成功或战胜抑郁。

结束治疗

如果治疗师接受来访者在治疗开始时对问题的陈述，按照同样的逻辑，治疗师应该接受来访者的声明，即他们已经有足够的改善，并以此作为结束治疗的理由（De Shazer，1991）。每一次会谈都可能被视为最后一次治疗，而且有时一次会谈就足够了。

在 SFBT 中，与传统的心理治疗相反，关于结束治疗的讨论在治疗开始时就发生了，这一点从关于目标制定的问句中可以看出："对你来说，什么能表明你做得足够好，不再需要来这里了？"通过这种方式，治疗师希望以积极的、具体的、可衡量的语言，引起来访者对成功结果的描述。对期待的未来的详细描述是关键："你会做什么不同的事情，来告诉我这是你喜欢的情况？"治疗何时可以结束也可以通过量尺问句来揭示："在 10—0 量尺上，你／重要他人／推荐人认为你达到几分时就不再需要来治疗了？"有时，治疗可以在一个相当低的分数结束，因为来访者已经获得了足够的希望、信心和动力，他们可以向目标前进，而不再需要继续治疗。

行为维持

预防复发是治疗结束时的一项标准干预措施，但当治疗师谈论复发时，他们实际上在暗示或预测什么？当然，维持来之不易的变化并不容易，来访者必须付出努力并坚定决心才能做到。与其谈论复发和如何防止复发，不如谈论已经取得的进展和如何维持这些积极的变化。在这种情况下，预防复发变成了行为维持。

关注来访者（和其他人）在过去的经历中为康复或预防所做的事情是非常有用的。治疗师可以制订一个康复计划——特别是对那些有严重精神问题的来访者，如严重抑郁症或自杀想法的来访者。通常可以通过询问来访者在经历了以前的危机或住院治疗后，恢复平衡时发生了什么，来获得信息（见第四章）。

练习 27. 维持积极变化的五十种方法

你还记得 Paul Simon 的那首歌曲《离开爱人的五十种方法》吗？对来访者来说，列举清单往往是一项有趣而具有挑战性的任务：

- 想出要维持你所做的积极改变的 50 个理由。
- 想出 50 种方法来维持这些积极的变化。
- 想出维持这些积极变化的 50 个积极结果（对你自己 / 重要的人）。

有关行为维持的 SF 问句：

- "你（曾经）是如何设法回到正确的轨道上的？"

- "你（曾经）是如何找到勇气回到正确的轨道上，而不是承认失败的？"

- "你怎么知道你有力量和勇气回到正确的轨道上？"

- "你还有什么其他的品质可以用来帮助自己做到这一点？"

- "你能做些什么来确保维持这些积极的成果？"

- "在 10—0 量尺上，10 代表非常有信心，0 代表完全没有信心，你现在有多少信心？"（加上后续的量尺问句。）

- "在 10—0 量尺上，10 代表非常有动力，0 代表完全没有动力，你对维持这些积极变化的动力有多大？"

- "如果有一天事情不像现在这样顺利，你能从这些会谈中想起并使用什么？"

被诊断为重性抑郁症的来访者面临着抑郁症长期复发的巨大风险。抑郁症复发前最常见的行为是停止治疗。通常，抑郁症发作时，通过药物和 / 或心理疗法得到成功治疗的患者开始感觉更好，并经历没有抑郁的间歇期。因此，他们可能会停止治疗或不继续吃药，或不坚持自我护理计划。随着时间的推移，抑郁症可能会复发。许多研究还表明，随后的每次抑郁症复发往往比以前的发作更严重。如果在抑郁症反复发作的情况下，来访者需要回来治疗，请问他们："你是如何成功地远离问题这么久的？"

案例 18. 你是如何成功地远离问题那么久的？

这位来访者之前曾经通过 SFBT 和药物治疗克服了一次抑郁症。一年后，她因为又感到抑郁而请求再次预约治疗。当她开始谈论问题时，治疗师请她允许治疗师提出一个有点奇怪的问句："你是如何成功地远离问题那么久的？"来访者很惊讶，并描述了去年的情况：除了之前的两个星期，她其实度过了很好的一年。她能够工作，她和她的丈夫去了亚洲旅行，她又开始在合唱团唱歌。当她讲述自己做得很好时，她眼前一亮，并且已经开始感觉好一些了。

治疗师夸奖她及时预约，并在会谈结束时问她是否认为需要再预约另一次会谈。来访者认为一次会谈就够了，并承诺如果病情恶化会再来。一年后，她通过电子邮件告诉治疗师她过得很好。

僵局与失败

平均来说，接受治疗的来访者比约 80% 的未接受治疗的样本要好（Duncan, Miller, Wampold & Hubble, 2010）。但是，放弃治疗是一个显著的问题，虽然许多来访者从治疗中受益，但许多人并没有。有时来访者回来说情况变得更糟，而不是变得更好，或者什么都没改变。这可能会令治疗师和来访者感到沮丧，尤其是当每个人都努力工作时。来访者也可能因为需要报告失败或挫折而感到尴尬或羞愧。下面将讨论保全面子的重要性。此外，即使非常有经验的临床医生似乎也很难识别出状况恶化的来访者。Hannan 等人（2005）发现，虽然治疗师知道他们的研究目的，熟知测量结果，并被告知状态恶化的基本概率大约是 8%，但他们准确预测的可能性只有 1/40！

Duncan、Hubble 和 Miller（1997）描述了四条通向无效治疗的路径：对无效治疗的预期、治疗师的传统或惯例、坚持使用行不通的方法和忽视来访者的动机（见本套书的焦虑分册）。

以下是破解僵局的 SF 问句和建议：

- "来访者是否想要改变？（例如，我与这个来访者有消费型关系吗？）"
- "来访者的目标是什么？"
- "来访者是否只有目标而没有愿望？目标是否明确，并在来访者的控制范围内？"
- "我和来访者想要的是否太多或太着急了？"如果是的话，把改变定得小一点。

- "来访者是否没有做家庭作业？"如果是的话，请提供一些反馈以供思考，而不是布置行动导向的任务。
- "如果已经完成了上述所有步骤，我还需要做些什么不同的事情吗？"有时我们离树太近而看不到森林，可能没有认识到来访者和我们之间的无效模式。团队或督导可能有助于提供更客观的参考框架。

案例 19. 来访者变得更糟

是否可以预期来访者在好转之前会变得更糟？当然不是！相当多的临床知识是围绕着这样的想法建立起来的：在情况好转之前，来访者的情况会恶化。这很少是痊愈的途径，而是预示着最终消极结果的指标。这种想法也让治疗师在某种程度上忽视来访者变得更糟的情况（Lambert & Ogles，2004）。

如果出现了挫折，治疗师应将其正常化：进步通常意味着前进三步，还有一步或两步的后退（放弃哪怕一步都是一种遗憾）。治疗师也可以对挫折给予积极的描述；毕竟，挫折提供了一个练习重新站起来的机会。如果你摔了一跤，至少你的方向是正确的（O'Hanlon，2000）。

通常没有必要纠缠于复发的原因及其后果。治疗师最好是给予承认，告诉来访者，他们理解复发对来访者来说是多么令人沮丧。在这之后，重要的是探讨来访者以前是如何设法回到正确的轨道上的。

来访者（或他们的治疗师）也可以用一种更轻松、更幽默的方式来处理复发问题："要怎样才能让我尽快回到原点？"这立即表明了错误的方法是什么，并经常使谈话具有轻松的基调。

以下是能开启新思路的 SF 问句：

- "现在我可以问你的最好的问题是什么？"
- "如果我还可以问最后一个问题，你希望那会是什么问题？"

Berg 和 Steiner（2003）建议，如果没有进展，治疗师可以问自己以下问句：

- "如果我问我的来访者，我的贡献如何有所帮助，即使只是一点点的帮助，他 / 她会如何回答？"
- "我的来访者认为什么是成功的标志？"
- "那个目标有多现实可行？"
- "我认为什么是成功的标志？"

- "如果我的来访者和我的观点不同，需要做些什么，以便我们可以朝着同一个目标努力？"
- "在 10—0 量尺上，我的来访者会说他 / 她现在处于哪个位置？"
- "需要发生什么才能使我的来访者靠近 10 分？"
- "我对这次治疗的成功有多少动力、希望或信心？假设我有更多的动力、希望或信心，我会做些什么不同的事情？这对我的来访者来说有什么不同？他们会有什么不同的反应？"

当来访者感到不知所措和被困时，顾全面子是很重要的。来访者很可能认为他们的问题是不可能解决的，寻求帮助会带来更好的结果。同时，寻求帮助也可能标志着他们无法自己解决这个问题。需要治疗可能只是另一个令人不快的提醒，提醒人们他们的困难是多么严重。如果治疗师认为来访者的观点是错误的，那么双方的联盟关系就会恶化。一些同事所说的阻抗可能反映了来访者正试图挽救一部分自尊。有些案例变得不可能成功，是因为治疗让来访者没有办法挽回面子或维护自己的尊严。这就是 Erickson 的想法，他提出治疗的艺术在于帮助来访者优雅地使他们的症状退场。他认识到，来访者拥有改变的愿望，但如果改变损害了个人尊严，他们就会展现出保护自己的自然倾向。

庆祝成功

在治疗开始时，治疗师可能会问："当你达到目标时，你将如何庆祝你的成功？"或 "你将如何庆祝你战胜了抑郁？"儿童尤其会认为这是一种非常令人愉快的开始方式。庆祝会让来访者对他们一直在努力实现的目标有一个总结。它鼓励来访者继续下去，并使每一次成功变得更有价值。庆祝活动不一定要大张旗鼓；它可以是来访者自己做的，也可以与其他人分享。只要他们感觉良好，能从中享受自己的成就就可以。

庆祝活动的建议是：

- 来访者和治疗师用饮料、鲜花和点心庆祝治疗的结束。
- 在治疗开始时，治疗师会问来访者将如何庆祝他们的胜利。他们会邀请谁参加他们的胜利聚会？他们在演讲中会说什么？他们会感谢谁？
- 治疗师邀请来访者为他们的胜利选择一个符号，并让来访者画出或制作它。
- 治疗师制作成功证书。

- 治疗师写信概述来访者的目标、他们为实现目标所采取的步骤，以及他们的成功，赞扬他们。

- 来访者制作一本成功秘诀小册子，上面写着他们是如何在生活中获得成功的。

- 如果治疗师在类似的治疗过程中发现自己无所适从，请允许他们将来访者视为专家进行咨询。

- 治疗师问来访者，如果继续朝着正确的方向发展，在 1 年（5 年、10 年）后来访者会取得什么成就。

- 治疗师安排后续预约（通过电子邮件、电话或社交媒体），以便来访者可以告诉他们怎样做是更好的。

本章的 SF 问句

87. "对你来说，什么能表明你做得足够好，不再需要来这里了？"或"你会做什么不同的事情，来告诉我这是你喜欢的情况？"或"在 10—0 量尺上，你 / 重要他人 / 推荐人认为你达到几分时就不再需要来治疗了？"

88. "你（曾经）是如何设法回到正确的轨道上的？"

89. "你（曾经）是如何找到勇气回到正确的轨道上的，而不是承认失败的？"或"你怎么知道你有力量和勇气回到正确的轨道上？你还有什么其他的品质可以用来帮助自己做到这一点？"

90. "你能做些什么来确保维持这些积极的成果？在 10—0 量尺上，10 代表非常有信心，0 代表完全没有信心，你对你能维持这些成果有多大信心？在 10—0 量尺上，10 代表非常有动力，0 代表完全没有动力，你对维持这些积极变化的动力有多大？"

91. "如果有一天事情不像现在这样顺利，你能从这些会谈中想起并使用什么？"

92. "你是如何成功地远离问题那么久的？"

93. "现在我可以问你的最好的问题是什么？"或者 "如果我还可以问最后一个问题，你希望那会是什么问题？"

94. "当你达到目标时，你将如何庆祝你的成功？"或 "你将如何庆祝你战胜了抑郁？"

在下一章，我们将看到治疗师如何通过问自己反思性问题来改善他们的工作。另外，来访者的反馈对于治疗的成功和发展治疗师的技能是至关重要的。

第九章
反思与反馈

概　述

治疗师应该花时间反思他们对会谈的贡献，以便继续发展他们的技能。此外，来自来访者的反馈是至关重要的，可以提高治疗师的成功率。征求反馈意见可以使来访者在治疗的各个方面成为完全平等的合作伙伴。

对会谈的反思

研究提供了强有力的证据，表明并非所有治疗师的表现都一样好，而且大多数治疗师对来访者变糟的判断力很差。他们对自己的表现也没有好的判断。Sapyta、Riemer 和 Bickman（2005）曾要求所有类型的临床医生对他们的工作表现从 A 到

F 进行打分。大约 66% 的人将自己评为 A 或 B。没有一个治疗师认为自己低于平均水平！如果你还记得钟形曲线的原理，你就知道这在逻辑上是不可能的。在治疗成功的情况下，以及在停滞不前或失败的情况下，治疗师应该回顾他们所做的事情。反思可以单独进行，也可以与同事一起以朋辈督导的形式进行（Bannink，2014a）。

治疗师的反思性问句包括：

- "假设我重新做这次会谈，我会做同样的事情吗？我会做些什么不同的事情？"

- "我的来访者会说我应该保持做哪些事情？我的来访者会说我应该做些什么不同的事情？"

- "这对他／她有什么影响？这对我有什么影响？"

- "如果我将来与有类似问题的来访者进行会谈，我会再次使用哪些干预措施？不会使用哪些？"

- "这次治疗的积极的方面是哪些？"

- "我的来访者想要在见我的时候实现什么？"

- "我认为我的来访者对我的表现有多满意（从 10 到 0 打分）？他／她会说我是如何达到这一分数的？如果我的分数再高一分，他／她会有怎样的反应？"

- "我对自己的表现有多满意（从 10 到 0 打分）？我是如何

达到这个分数的？高一分会是什么样子？这对治疗会有什么影响？"

- "我的来访者的优点、能力和特点是什么？或者我可以赞美他／她什么？"

- "为了应对将我的来访者带到这里的问题，他／她可以利用哪些优势和能力？"

- "我没有利用哪些优点和资源？"

- "环境中有哪些资源可以帮助我的来访者？"

- "我在我的来访者身上看到了什么，让我相信他／她／他们可以实现他／她／他们的目标？"

故事 9. 表现出色者

表现出色者会回顾其表现的细节，确定具体的行动和替代策略，以达到其目标。不成功的人把失败归因于外部和不可控因素（"我今天运气不好"），而成功的人则经常归因于可控因素（"我应该这样做而不是那样做"）。平庸的治疗师更可能花时间设想失败的策略——相信了解他们的方法不成功的原因会导致更好的结果，而较少花时间思考可能更有效的策略。

来访者的反馈

传统上，治疗的有效性是由治疗提供者来判断决定的。但有效性的证明来自来访者在治疗过程中作为全程合作伙伴的看法和经验。模式和技术因素只占结果变异的 15%；它们对来访者可能有用，也可能没用。因此，治疗师的想法不应该被强调，而应该把重点放在来访者的想法上。

探讨来访者的想法有几个好处：

- 将来访者置于对话的中心位置；
- 争取来访者的参与；
- 确保来访者对专业人员的积极体验；
- 建构对话，并指导变化的过程。

重要的是来访者：他们的资源、他们的参与、他们对联盟关系的评价，以及他们对问题和解决方案的看法。治疗师的技术只有在来访者认为它们是相关的和可信的情况下才会有帮助。

询问来访者反馈的 SF 问句是：

- "关于今天的会谈，你想给我什么反馈？"
- "今天对你最有用的部分是什么？"
- "你从这次会谈中获得了什么？"

- "你希望从这次会谈中获得什么而没有获得？我们该怎么补救？"
- "今天你发现的自己最好或最有价值的事情是什么？"
- "你能从这次会谈中获得什么，以便在未来一段时间内进行反思或工作？"
- "你能从这次会谈中获得什么，可以在未来一周帮助你……？"
- "你能从这次会谈中获得什么，使你能在下次见面时告诉我，事情进展得更好了？"

治疗师询问来访者的反馈，也是在邀请来访者在治疗的所有方面成为完全平等的合作伙伴。让来访者坐在司机的位置上，而不是坐在巴士的后座，使他们能够获得信心，相信未来会有积极的结果（Miller，Duncan，& Hubble，1997）。系统地评估来访者对进展和适应的看法是很重要的，治疗师可以根据来访者的需要和特点来调整治疗。这样的过程很符合大多数治疗师对自己的看法：对来访者的反馈敏感，对结果感兴趣。

在传统的心理治疗中，进展是由问题的减少来衡量的，通常由治疗师决定何时停止治疗。来访者往往愿意接受"问题消失"就是"目标的达成"，但这种"消失"是永远无法被证实的，因此，治疗师和来访者都无法知道治疗是成功还是失败（De Shazer，

1991，p.158）。

　　因此，进展应以理想状况的增加来衡量。除了使用有关进度的量尺问句外，来访者还可以在每次谈话结束时填写会谈评价表（SRS）。SRS 是一个反馈工具，分为三个方面：①联盟；②目标和议题；③流派或方法（贯彻落实）。研究表明这三个方面能够考察产生改变的关系的质量。SRS 也是一个参与工具，它为来访者表达在治疗方面的看法提供了空间。该量表的目的是开启一段对话来改善对这个特定来访者的治疗。如果使用 SRS，治疗脱落率会降低。

本章的 SF 问句

95. "关于今天的会谈，你想给我什么反馈？"

96. "今天对你最有用的部分是什么？"或"今天你发现的自己最好或最有价值的事情是什么？"

97. "你从这次会谈中获得了什么？"或 "你希望从这次会谈中获得什么而没有获得？我们该怎么补救？"

98. "你能从这次会谈中获得什么，以便在未来一段时间内进行反思或工作？你能从这次会谈中获得什么，可以在未来一周帮助

> 你……？""你能从这次会谈中获得什么，使你能在下次见面
> 时告诉我，事情进展得更好了？"

在下一章，我们将关注来访者的幸福感，以及他们的伴侣、孩子和朋友，当然还有他们的治疗师的幸福感。

第十章
注重幸福感

概　述

通过让痛苦的人不那么痛苦来减少痛苦只是我们工作的一个方面，通过帮助来访者更好地生活是另一个方面。在关注精神疾病的同时，还应该关注心理健康。来访者的幸福感也涉及他们的伴侣、孩子、家人和朋友。关注来访者做得对的地方、他们未来的可能性、他们过去的成功，以及他们的优势和资源，而不是他们和他们的关系有什么问题，会产生希望，并帮助他们基于有效的和可能构成进步的东西继续前进。SFBT 还能促进治疗师的幸福感，并减少倦怠的风险。对治疗师来说，治疗可能是有趣的，也是有力量的。

来访者的幸福感

我们改变事物的能力与我们以不同方式看待事物的能力有关。这些对现实的看法和定义的转变，是构建解决方案的一部分，发生在关于新的、更好的生活和有用的例外情况的对话中。SF 治疗师不会赋予来访者力量或为他们构建替代意义，只有来访者可以为自己这样做。

心理治疗不应该只是来访者修复问题和缺陷的地方，而首先应该是来访者建立解决方案和优势的地方。治疗的目的是提高来访者的幸福感，从而确保减少心理问题的发生。

抑郁与人际关系

抑郁弱化了生活中的积极因素，而将消极因素放大。在抑郁的影响下，人际关系会迅速破裂；抑郁会影响人际关系的质量，而人际关系的特点也会影响抑郁的程度。抑郁可能导致人们减少对伴侣或孩子的关注，减少参与人际互动，更加易怒，或难以享受和伴侣或孩子在一起的时光——所有这些都可能导致关系的动摇。另一方面，关系问题，如冲突、缺乏沟通和退缩可能导致抑郁。患有抑郁症的人可能会对伴侣双方或家庭以前喜欢的活动失去兴趣。例如，他们可能对性失去兴趣，并可能发现难以入睡或在早上起床。

抑郁可以有多种形式，取决于个人情况和疾病的严重程度。有些人对最亲近的人大发雷霆，而有些人则对自己的情绪失去控制。有些人可能在抑郁发作时表现出压倒性的悲伤、无法控制的哭泣、易怒、愤怒和其他情绪，其他人可能只是退缩。大多数人表现出缺乏积极的态度，无法享受自己的生活或与周围的人相处，以及总体上黑暗、消极的前景。抑郁滋生了自我怀疑，这会影响来访者对他们的伴侣的看法以及他们认为他们的伴侣如何看待他们。

许多患有抑郁症的人并没有关系问题。与他人的关系可以抵消孤独的感觉，并有助于增强他们的自尊心。这有助于减轻抑郁和内疚感。关系也可以给来访者一个帮助他人的途径，帮助他人可以减轻失败感或与他人隔绝的感觉。最后，在应对抑郁和压力时，关系往往是支持的来源。

练习 28. 支持者

生活中大多数积极的事情都是在与他人一起时发生的。有没有一个人能让你在凌晨四点打电话倾诉你的烦恼？如果你的答案是肯定的，你可能会比那些答案是否定的人活得更久。Isaacowitz、Vaillant 和 Seligman（2003）在格兰特研究中发现了这个事实。他们发现，爱和被爱的能力是一项优势，它与 80 岁时的主观幸福感有明显的相关。请来访者回答以下问题：

- "谁一路支持我或帮助我？"
- "他们做了什么事是对我有帮助的？"
- "如果我问他们，他们会说关于我的哪些积极的事情？"
- "我如何 / 曾经如何支持那些支持我的人？"
- "在我没有生病时，还有哪些认识我的人，可以提醒我我的优势、成就，以及我的生命是有价值的？"
- "在我的康复之路上，我想让谁继续支持或帮助我？他们可以如何支持或帮助我？"

练习 29. 与朋友共度宝贵时光

积极的关系是很重要的。为了鼓励来访者与朋友共度宝贵时光，请他们回答这些问题：

- "我上一次真正和朋友们叙旧是什么时候？"
- "我上一次和朋友们一起参加活动是什么时候？"

- "我上一次为我的朋友们做了点事情是什么时候？"
- "什么可以帮助我留更多时间关注我的朋友们？"
- "我能做什么来找到（更多）朋友？"

如果需要进行伴侣治疗，伴侣们往往有一段破坏性和痛苦的互动历史，无法一起工作，以实现期望的改变。重要的是，不要通过关注夫妻双方做错了什么而使这种失败感、不充分感、责备感和无望感持续下去。相反，将注意力转移到他们做得对的地方、未来的可能性、过去的成功，以及优势和资源上，会产生希望，并帮助夫妻在有效的和可能构成进步的事情上更进一步。

Ziegler 和 Hiller（2001）发现，成功的最佳预测因素是，在早期，伴侣双方是否开始识别他们个人的和关系的优势，并变得有动力一起工作，以实现共同期望的变化。如果夫妻双方变成了一个解决问题的团队，这些变化就会发生。当伴侣们看到自己作为一个解决问题的团队朝着共同的目标努力时，他们的希望、动力和做出改变的效率就会提高。当他们对未来感到更有希望时，他们就更有能力在治疗和日常生活中合作。

治疗开始于与伴侣双方建立一个积极的联盟。重要的是要从更有可能是非自愿的那个人开始建立这种联盟。有时，夫妻一方被带去接受治疗是因为另一方希望他 / 她改变。

关于夫妻优势的 SF 问句是：

- "你的伴侣擅长什么？"
- "你欣赏伴侣什么？"
- "你的伴侣有哪些方面让你感到骄傲？"
- "你们的关系有哪些积极的方面？"
- "你们是如何认识的？他 / 她身上有什么吸引你的地方？" （蜜月谈话）
- "假设你明天醒来，你们的关系已经不知不觉地转变为你在结婚那天所设想的样子，你首先会注意到什么，证明这种变化发生了？"

来访者通过描述对方的优势来赞美对方的过程产生了希望和善意，这通常会使会谈的其余部分在更积极的基调下进行。蜜月谈话（Elliot，2012）也是有用的，因为它将焦点从问题转移到关系中以前的成功上。

然后邀请双方描述他们对这段关系的期待是什么。通过这种方式，来访者可以从过去的问题和挫折转移到更有成效和令人满意的事情上："你想在你们的关系中看到什么不同？""如果对方朝着你希望他 / 她改变的方向改变，会有什么不同？""你们两个人之间会有什么不同？""然后你会做什么不同的事？"

在伴侣治疗中，伴侣有时希望对方改变，这使他们处于抱怨型关系（见第四章）中。来访者经常说他们不想要什么或他们想从生活中消除什么。在互动的情况下，他们经常说他们希望他们的伴侣不要做什么。他／她还是不知道对方希望发生什么。谈论来访者想要的东西可能会使对话向更积极的方向发展。

治疗师也会问到例外情况："什么时候你们之间的关系有所好转，哪怕只是一点点？"如果来访者找不到例外情况，请他们在当前会谈和下一次会谈之间的时间内观察这些时刻。治疗师也可以问下列量尺问句：

- "从 10 到 0 的范围内，10 分代表你的关系中可能出现的最好情况，0 分代表可能出现的最坏情况，你希望最终达到多少分（现实的目标是什么）？"
- "你今天在量尺上是几分（怎么没有更低）？"
- "你怎么知道你在量尺上高了一分？你们两个人之间会有什么不同？你会做什么不同的事情？"
- "你认为治疗可能在量尺上哪个点结束？"

案例 20. 询问例外情况

我们可以区分与夫妻双方理想的未来（他们的目标）有关的例外情况和与问题有关的例外情况。下面将介绍一个关于与目标有关的例外情况的干预例子。

- 询问例外情况："所以当你达到目标时，有一件事将会不同，那就是你们将在餐桌上以积极的方式互相交谈。你什么时候已经看到了这一点的苗头？这与通常发生的情况有什么不同？"

- 询问细节："你和你丈夫最后一次在晚餐时以积极的方式交谈是什么时候？它是什么样的？你们谈了些什么？你们的反应如何？"

- 给予积极强化（口头和非口头）："这对你们两个人来说是新的体验吗？发生这样的事，你感到惊讶吗？"

- 给予赞美："你从哪里得到这样的好主意的？你的想法真好！你是一个经常在正确的时间有正确想法的人吗？"

- 预测未来的例外情况："在 10—0 量尺上，10 代表非常高的可能性，0 意味着完全没有可能，你们俩对未来一周（或一个月）再次发生类似事情的可能性会打多少分？什么会有助于更经常地发生这种情况？为了确保这种情况有更大的可能性再次发生，你需要记住的最重要的事情是什么？如果你这样做，你们的关系会有什么不同？"

第七章中描述的许多家庭作业建议在伴侣治疗和家庭治疗中也很有用。这些建议的目的在于引导伴侣或家庭关注他们的经验和情境中最有助于实现目标的那些方面。

练习 30. 欣赏产生欣赏

欣赏产生欣赏。抑郁往往削弱了来访者与他们的伴侣的联系能力。当一个人向他／她的伴侣表示赞赏，而他／她的伴侣真正感到被赞赏时，伴侣就更有可能通过同样的赞赏来回报，从而创造更强大的联系。因此，请伴侣双方列出对方的五至七个积极特征。接下来，请他们列出如何对这些优点表示赞赏，然后让他们表达出这种赞赏。请他们每周对清单进行补充。

练习 31. 适用于伴侣或家庭的作业

这是另一个家庭作业建议："这周，我希望你们至少观察两件你们看到对方为改善你们的关系而做的事情。不要讨论它们，把你们的观察结果带到下一次会谈来。"

这个建议的目的是让来访者开始观察积极的互动，而不是消极的互动，并学会更加注意和愿意为对方做积极的事情，因为他们知道这将被观察和报告。

治疗师的幸福感

Pope 和 Tabachnick（1994）发现了关于我们工作的令人震惊的事实：在大约 500 名心理学家中，有 11% 到 61% 的人报告说在他们的职业生涯中至少有一次抑郁发作，29% 的人有自杀的想法，4% 的人曾真实地试图自杀。2006 年，美国心理学会专业事务委员会的同事援助咨询委员会（ACCA）发布了一份关于心理学家的心理痛苦和损伤的报告。他们发现，心理健康从业者面临着高水平的压力、倦怠、药物滥用和替代性创伤。他们可能会表现出无望、快乐体验减少、压力和焦虑、失眠或做噩梦，以及普遍的消极态度等症状。这对职业和个人都有不利影响，包括生产力下降，无法集中精力，以及产生无能和自我怀疑的感觉。

治疗如何才能对来访者和治疗师来说都更加友好呢？治疗师如何才能不变得抑郁，并具有坚韧不拔的精神？答案是，现在是时候通过关注我们希望在来访者和我们自己身上看到的东西来更好地照顾自己了。许多 SF 治疗师报告说，他们的工作负荷更轻，在一天结束时有更多的精力，而且最终比其他治疗师的压力小。Erickson（Rossi，1980）指出，如果人们强调积极的东西，强调向好的方向发展的小动作，他们就会放大这些改善，这反过来又会与其他人（伙伴、孩子、朋友和同事）产生更多合作。同样的机制可能适用于来访者与治疗师的关系。

来访者和治疗师通常将 SFBT 作为一种愉快的治疗形式。研究表明，SFBT 可以降低从事心理健康护理工作的人的倦怠风险（Medina & Bejebach，2014）。

De Jong 和 Berg（2002，p.322）描述了 SFBT 对其从业人员的影响：

我们花了一小时又一小时听人们讲述他们生活中的问题，并觉得为了有效治疗，我们需要问更多关于问题的问句。焦点解决治疗是一股清新的空气——突然间，是由来访者决定他们什么时候完成治疗。在达到目标时有明确的行为指标。我们不再有作为专家的负担，而是与来访者合作，共同找出有帮助的方法。我们不再听几个月问题，而是听优势、胜任力和能力。我们不再将来访者视为 DSM 标签，而是视为充满可能性的、不可思议的人。

工作变得有趣，我们感觉有力量，我们工作以外的生活也受到了影响。

练习 32. 成功地治疗抑郁

使用 SF 问句采访你的同事，了解他们的成功经验：

- "你什么时候在治疗抑郁方面取得了成功？"
- "你究竟是怎么成功的？"
- "你的哪些能力和优势是有帮助的？"
- "你的来访者会说你做的什么事情是有帮助的？"
- "在 10—0 量尺上，你对这种情况可能再次发生的信心如何？"
- "你必须关注什么，来增加这种情况再次发生的可能性？"
- "在与抑郁的来访者工作的过程中，你可以关注什么来保障和提高自己的幸福感？"

为了让人类繁荣发展，实现心理健康的目标，科学家应该研究与心理健康相关的病因学和治疗方法，发展心理健康科学。

直到最近，培训治疗师的重点仍是在病理学方面。慢慢地，但肯定的是，已经有了一个明显的转变，朝着更积极的重点发展。

在未来的培训中，我们必须找到一个更好的平衡，一方面关注病理学和修复不起作用的东西，另一方面关注建立优势和资源以及对来访者和他们的环境起作用的东西。

研究表明，人类的力量，如勇气、乐观、人际交往能力、希望、诚实、毅力和心流，可以作为抵抗精神疾病的缓冲器。因此，治疗师应该了解并学习如何培养人们的这些力量。

SFBT 中用于邀请来访者建立解决方案的对话技巧与用于诊断和治疗来访者问题的技巧不同。许多 SF 专业人员和培训师认为，与其他心理治疗方法相比，只需较少的培训时间和经验就可以掌握足够的治疗技巧。关于微观分析的研究（见第二章）表明，积极的谈话会导致更多的积极谈话，而消极的谈话会导致更多的消极谈话。因此，治疗师使用积极的内容有助于共同构建一个整体积极的会谈，而消极的内容则相反。

现在是时候通过对心理治疗采取积极的态度，关注我们希望在来访者和我们自己身上看到的发展，来更好地照顾自己了。还应该更加强调结果测量，而不是特定治疗模式的技术。这种在研究和培训治疗师方面的变化，肯定会提高来访者和治疗师的幸福感。

本章的 SF 问句

99. "你的伴侣擅长什么？你欣赏伴侣什么？你的伴侣有哪些方面让你感到骄傲？你们的关系有哪些积极的方面？你们是如何认识的？他/她身上有什么吸引你的地方？""假设你明天醒来，你们的关系已经不知不觉地转变为你在结婚那天所设想的样子，你首先会注意到什么，证明这种变化发生了？"

100. "你想在你们的关系中看到什么不同？如果对方朝着你希望他/她改变的方向改变，会有什么不同？你们两个人之间会有什么不同？然后你会做什么不同的事？"

101. "从 10 到 0 的范围内，10 分代表你的关系中可能出现的最好情况，0 分代表可能出现的最坏情况，你希望最终达到多少分（现实的目标是什么）？你今天在量尺上是几分（怎么没有更低）？你怎么知道你在量尺上高了一分？你们两个人之间会有什么不同？你会做什么不同的事情？你认为治疗可能在量尺上哪个点结束？"

参考文献

American Psychiatric Association. (2013). *Diagnostic and statistical manual of mental disorders* (5th ed.). Arlington, VA: American Psychiatric Publishing.

American Psychological Association, Board of Professional Affairs, Advisory Committee on Colleague Assistance. (2006, February). *Report on distress and impairment in psychologists.* Author. No pub location .

Ankarberg, P., & Falkenstrom, F. (2008). Treatment with antidepressants is primarily a psychological treatment. *Psychotherapy Theory, Research, Practice, Training, 45*(3), 329–339.

Arntz, A., & Weertman, A. (1999). Treatment of childhood memories: Theory and practice. *Behaviour Research and Therapy, 37*, 715–740.

Bakker, J. M., Bannink, F. P., & Macdonald, A. (2010). Solution-focused psychiatry. *The Psychiatrist, 34*, 297–300.

Bannink, F. P. (2007). Solution-focused brief therapy. *Journal of Contemporary Psychotherapy, 37*(2), 87–94.

Bannink, F. P. (2008a). Posttraumatic success: Solution-focused brief therapy. *Brief Treatment and Crisis Intervention, 7*, 1–11.

Bannink, F. P. (2008b). Solution-focused mediation. *Conflict Resolution Quarterly, 25*(2), 163–183.

Bannink, F. P. (2009a). *Positieve psychologie in de praktijk* [Positive psychology in prac-tice]. Amsterdam: Hogrefe.

Bannink, F. P. (2009b). *Praxis der Lösungs-Fokussierte Mediation.* Stuttgart: Concadora Verlag.

Bannink, F. P. (2010a). *1001 solution-focused questions: Handbook for solution-focused interviewing.* New York, NY: Norton.

Bannink, F. P. (2010b). *Handbook of solution-focused conflict management.* Cambridge, MA: Hogrefe Publishers.

Bannink, F. P. (2010c). *Oplossingsgericht leidinggeven* [Solution-focused leadership]. Amsterdam: Pearson.

Bannink, F. P. (2012a). *Practicing positive CBT.* Oxford, UK: Wiley.

Bannink, F. P. (2012b). *Praxis der Positiven Psychologie.* Göttingen: Hogrefe.

Bannink, F. P. (2014a). *Handbook of positive supervision.* Cambridge, MA: Hogrefe Publishers.

Bannink, F. P. (2014b. Positive CBT: From reducing distress to building success. *Journal of Contemporary Psychotherapy, 44*(1), 1–8.

Bannink, F. P. (2014c). *Post-traumatic success: Positive psychology and solution-focused strategies to help clients survive and thrive.* New York, NY: Norton.

Bannink, F. P., & Jackson, P. Z. (2011). Positive psychology and solution focus: Look-ing at similarities and differences. *Interaction: The Journal of Solution Focus in Organisations, 3*(1), 8–20.

Bannink, F. P., & McCarthy, J. (2014). The solution-focused taxi. *Counseling Today, 5.*

Batelaan, N. M., Smit, F., de Graaf, R., van Balkom, A. J. L. M., Vollebergh, W. A. M., & Beekman, A. T. F. (2010). Identifying target groups for the prevention of anxiety disorders in the general population. *Acta Psychiatrica Scandinavica, 122*(1), 56–65.

Bavelas, J. B., Coates, L., & Johnson, T. (2000). Listeners as co-narrators. *Journal of Personality and Social Psychology, 79,* 941–952.

Beck, A. T. (1967). *Depression: Clinical, experimental, and theoretical aspects.* New York, NY: Harper & Row.

Beck, A. T., Rush, A. J., Shaw, B. F., & Emery, G. (1979). *Cognitive therapy of depression.* New York, NY: Guilford.

Beck, A. T., Weissman, A., Lester, D., & Trexles, L. (1974). The measurement of pessimism: The hopelessness scale. *Journal of Consulting and Clinical Psychology, 42,* 861–865.

Beck, J. S. (2011). *Cognitive behaviour therapy: Basics and beyond* (2nd ed.). New York, NY: Guilford.

Beijebach, M. (2000). *European Brief Therapy Association outcome study: Research definition.* Retrieved May 14, 2002, from http://www.ebta.nu/page2/page30/page30.html

Berg, I. K., & Steiner, T. (2003). *Children's solution work.* New York, NY: Norton.

Blackwell, S. E., & Holmes, E. A. (2010). Modifying interpretation and imagination in clinical depression: A single case series using cognitive bias modification. *Applied Cognitive Psychology, 24*(3), 338–350.

Brewin, C. R. (2006). Understanding cognitive behaviour therapy: A retrieval competition account. *Behaviour Research and Therapy, 44,* 765–784.

Brewin, C. R., Wheatley, J., Patel, T., Fearon, P., Hackmann, A., Wells, A., . . . Myers, S. (2009). Imagery rescripting as a brief stand-alone treatment for depressed patients with intrusive memories. *Behaviour Research and Therapy, 47,* 569–576.

Cacioppo, J. T., & Gardner, W. L. (1999). The affect system: Architecture and operating characteristics. *Current Directions in Psychological Science, 8,* 133–137.

Cialdini, R. B. (1984). *Persuasion: The psychology of influence.* New York, NY: Collins.

Clark, D. A., Beck, A. T., & Alford, B. A. (1999). *Scientific foundations of cognitive theory and therapy of depression.* New York, NY: Wiley.

Danner, D. D., Snowdon, D. A., & Friesen, W. V. (2001). Positive emotions in early life and longevity: Findings from the nun study. *Journal of Personality and Social Psychology, 80*(5), 804–813.

Davidson, R. J., Kabat-Zinn, J., Schumacher, J., Rosenkranz, M., Muller, D., San-torelli, S., . . . Sheridan, J. F. (2003). Alterations in brain and immune function produced by mindfulness meditation. *Psychosomatic Medicine, 65,* 564–570.

De Jong, P., & Berg, I. K. (2002). *Interviewing for solutions.* Belmont, CA: Thomson.

De Shazer, S. (1984). The death of resistance. *Family Process, 23,* 79–93.

De Shazer, S. (1985). *Keys to solution in brief therapy.* New York, NY: Norton.

De Shazer, S. (1988). *Clues: Investigation solutions in brief therapy.* New York, NY: Norton.

De Shazer, S. (1991). *Putting difference to work.* New York, NY: Norton.

De Shazer, S. (1994). *Words were originally magic.* New York, NY: Norton.

Dolan, Y. M. (1991). *Resolving sexual abuse.* New York, NY: Norton.

Duncan, B. L. (2005). *What's right with you: Debunking dysfunction and changing your life.* Deerfield Beach, FL: Health Communications.

Duncan, B. L. (2010). *On becoming a better therapist.* Washington DC: American Psychological Association.

Duncan, B. L., Hubble, M. A., & Miller, S. D. (1997). *Psychotherapy with "impossible" cases.* New York, NY: Norton.Duncan, B. L., Miller, S. D., Wampold, B. E., & Hubble, M. A. (2010). *The heart and soul of change* (2nd ed.). Washington, DC: American Psychological Association.

Dweck, C. S. (2006). *Mindset: The new psychology of success.* New York, NY: Random House.

Elliot, C. (2012). *Solution building in couples therapy.* New York, NY: Springer.

Epel, E. S., McEwen, B. S., & Ickovics, J. R. (1998). Embodying psychological thriv-ing: Physical thriving in response to stress. *Journal of Social Issues, 54,* 301–322.

Fiske, H. (2008). *Hope in action: Solution-focused conversations about suicide.* New York, NY: Routledge.

Frank, J. D., & Frank, J. B. (1991). *Persuasion and healing* (3rd ed.). Baltimore, MD: Johns Hopkins University Press.

Franklin, C., Trepper, T. S., Gingerich, W. J., & McCollum, E. E. (2012). *Solution-fo-cused brief therapy: A handbook of evidence based practice.* New York, NY: Oxford

University Press.

Fredrickson, B. L. (2000). Cultivating positive emotions to optimize health and well-being. *Prevention and Treatment, 3*, 0001a.

Fredrickson, B. L. (2003). The value of positive emotions. *American Scientist, 91*, 330–335.

Fredrickson, B. L. (2009). *Positivity*. New York, NY: Crown.

Furman, B. (1998). *It is never too late to have a happy childhood*. London, UK: BT Press.

George, E. (2010). *What about the past?* BRIEF forum.www.brief.org.uk

Gilbert, P. (2010). *Compassion focused therapy*. New York, NY: Routledge.

Gingerich, W. J., & Peterson, L. T. (2013). Effectiveness of solution-focused brief therapy: A systematic qualitative review of controlled outcome studies. *Research on Social Work Practice*. doi: 10.1177/1049731512470859

Gottman, J. M. (1994). *What predicts divorce? The relationship between marital processes and marital outcomes*. New York, NY: Erlbaum.

Grant, A. M., & O'Connor, S. A. (2010). The differential effects of solution-focused and problem-focused coaching questions: A pilot study with implications for practice. *Industrial and Commercial Training, 42*(4), 102–111.

Gross, J. J., & Munoz, R. F. (1995). Emotion regulation and mental health. *Clinical Psychology: Science and Practice, 2*(2), 151–164.

Hackmann, A., Bennett-Levy, J., & Holmes, E. A. (2011). *Oxford guide to imagery in cognitive therapy*. New York, NY: Oxford University Press.

Halfors, D., Brodish, P. H., Khatapoush, S., Sanchez, V., Hyunsan, C., & Stecker, A. (2006). Feasibility of screening adolescents for suicide risk in real-world high school settings. *American Journal of Public Health, 96*, 282–287.

Hannan, C., Lambert, M. J., Harmon, C., Nielsen, S. L., Smart, D. W., Shimokawa, K., & Sutton, S. W. (2005). A lab test and algorithms for identifying clients at risk for treatment failure. *Journal of Clinical Psychology, 61*(2), 155–163.

Hayes, S. C., Strosahl, K. D., & Wilson, K. G. (2003). *Acceptance and commitment therapy: An experiential approach to behaviour change*. New York, NY: Guilford.

Heath, C., & Heath, D. (2010). *Switch: How to change things when change is hard*. London, UK: Random House.

Henden, J. (2008). *Preventing suicide: The solution-focused approach*. Chichester, UK: Wiley.

Holmes, E. A., Lang, T. A., & Deeprose, C. (2009). Mental imagery and emotion in treatments across disorders: Using the example of depression. *Cognitive Behaviour Therapy*, 38, 21–28.

Isaacowitz, D. M., Vaillant, G. E., & Seligman, M. E. P. (2003). Strengths and satisfaction across the adult lifespan. *International Journal of Ageing and Human Development*, 57, 181–201.

Isebaert, L. (2007). Praktijkboek oplossingsgerichte cognitieve therapie {Solution-focused cognitive therapy]. Utrecht: De Tijdstroom.

Isen, A. M. (2005). A role for neuropsychology in understanding the facilitating influence of positive affect on social behaviour and cognitive processes. In C. R. Snyder & S. J. Lopez (2005), *Handbook of positive psychology* (pp. 528–540). New York, NY: Oxford University Press.

Isen, A. M., & Reeve, J. (2005). The influence of positive affect on intrinsic and extrinsic motivation: Facilitating enjoyment of play, responsible work behaviour, and self-control. *Motivation and Emotion*, 29(4), 297–325.

Keyes, C. L. M., & Lopez, S. J. (2005). Toward a science of mental health. In C. R. Snyder & S. J. Lopez (Eds.), *Handbook of positive psychology*. New York, NY: Oxford University Press.

King, L. A. (2001). The health benefits of writing about life goals, *Personality and Social Psychology Bulletin*, 27, 798–807.

Lambert, M. J., & Ogles, B. M. (2004). The efficacy and effectiveness of psychotherapy. In M. L. Lambert (Ed.), *Bergin and Garfield's handbook of psychotherapy and behaviour change* (5th ed., pp. 139–193). New York, NY: Wiley.

Lyubomirsky, S. (2008). *The how of happiness*. New York, NY: Penguin.

Lyubomirsky, S., Sheldon, K. M., & Schkade, D. (2005). Pursuing happiness: The architecture of sustainable change. *Review of General Psychology*, 9, 111–131.

Marx, G. (2002). *Groucho and me: The autobiography.* London, UK: Virgin.

McKay, K. M., Imel, Z. E., & Wampold, B. E. (2006). Psychiatrist effect in the psychopharmacological treatment of depression. *Journal of Affective Disorders, 92*(2–3), 287–290.

Medina, A., & Beijebach, M. (2014). The impact of solution-focused training on professionals' beliefs, practices and burnout of child protection workers in Tenerife Island. *Child Care in Practice, 20*(1), 7–26.

Menninger, K. (1959). The academic lecture: Hope. *American Journal of Psychiatry, 12,* 481–491.

Miller, S. D., Duncan, B., & Hubble, M. A. (1997). *Escape from Babel: Toward a unifying language for psychotherapy practice.* New York, NY: Norton.

Myers, D. G. (2000). The funds, friends and faith of happy people. *American Psychologist, 55,* 56–67.

Neff, K. D. (2011). Self-compassion, self-esteem and well-being. *Social and Personality Psychology Compass, 5*(1), 1–12.

O'Hanlon, B. (1999). *Evolving possibilities.* Philadelphia, PA: Brunner/Mazel.

O'Hanlon, B. (2000). *Do one thing different.* New York, NY: Harper Collins.

O'Hanlon, B., & Rowan, R. (2003). *Solution oriented therapy for chronic and severe mental illness.* New York, NY: Norton.

Papp, P. (1983). *The process of change.* New York, NY: Guilford.

Pope, K. S., & Tabachnick, B.G. (1994). Therapists as patients: A national survey of psychologists' experiences, problems, and beliefs. *Professional Psychology: Research and Practice, 25,* 247–258.

Priebe, S., Omer, S., Giacco, D., & Slade, M. (2014). Resource-oriented therapeutic models in psychiatry: Conceptual review. *British Journal of Psychiatry, 204,* 256–261.

Quinnett, P. G. (2000). *Counseling suicidal people: A theory of hope.* Spokane, WA: QPR Institute.

Rosen, S. (1991). *My voice will go with you. The teaching tales of Milton Erickson.* New

York, NY: Norton.

Rossi, E. L. (Ed.) (1980). *The nature of hypnosis and suggestion by Milton Erickson* (collected papers). New York, NY: Irvington.

Saleebey, D. (Ed.). (2007). *The strengths perspective in social work practice*. Boston, MA: Allyn & Bacon.

Sapyta, J., Riemer, M., & Bickman, L. (2005). Feedback to clinicians: Theory, research and practice. *Journal of Clinical Psychology, 61*(2), 145–153.

Seligman, M. E. P. (2002). *Authentic happiness*. London, UK: Brealey.

Seligman, M. E. P. (2011). *Flourish*. New York, NY: Free Press.

Vasquez, N., & Buehler, R. (2007). Seeing future success: Does imagery perspective influence achievement motivation? *Personality and Social Psychology Bulletin, 33,* 1392–1405.

Walter, J. L., & Peller, J. E. (1992). *Becoming solution-focused in brief therapy*. New York, NY: Brunner/Mazel.

Watzlawick, P., Weakland, J. H., & Fisch, R. (1974). *Change: Principles of problem formation and problem resolution*. New York, NY: Norton.

Weiner-Davis, M., de Shazer, S., & Gingerich, W. (1987). Using pretreatment change to construct a therapeutic solution: An exploratory study. *Journal of Marital and Family Therapy, 13,* 359–363.

White, M., & Epston, D. (1990). *Narrative means to therapeutic ends*. New York, NY: Norton.

Wittgenstein, L. (1968). *Philosophical investigations* (G. E. M. Anscombe, Trans.; 3rd ed.). New York, NY: Macmillan. (Original work published 1953)

Wood, A. M., Froh, J. J., & Geraghty, A. W. A. (2010). Gratitude and well-being: A review and theoretical integration. *Clinical Psychology Review*, in press.

Ziegler, P., & Hiller, T. (2001). *Recreating partnership*. New York: Norton.

Zimmerman, M., McGlinchey, J. B., Posternak, M. A., Friedman, M., Attiullah, N., & Boerescu, D. (2006). How should remission from depression be defined? The depressed patient's perspective. *American Journal of Psychiatry, 163,* 148–150.

专业名词英中对照表

acceptance and commitment therapy（ACT） 接纳承诺疗法

analysis of formulations 形塑分析

analysis of questions 问句分析

assigning ordeals 指定磨难

bipolar disorder 双向情感障碍

broaden-and-build theory of positive emotions 积极情绪的拓展 -
  建构理论

cognitive behavioral therapy（CBT） 认知行为疗法

cognitive bias modification（CBM） 认知偏差矫正

cognitive biases 认知偏差

cognitive triad 认知三联症

compassion-focused therapy（CFT） 同情聚焦疗法

competitive memory training（COMET） 竞争记忆训练

complainant-relationship 抱怨型来访者

counter-conditioning techniques 对抗性条件技术

customer-relationship　消费型来访者

disruptive mood dysregulation disorder　分裂性情绪失调症

dodo verdict　渡渡鸟裁决

downward arrow technique　向下箭头技术

drug misuse　药物滥用

flooding　冲击疗法

imagery rescripting（ImRs）　意象重构

interactional matrix　互动矩阵

interpersonal psychotherapy（IPT）　人际心理治疗

major depression　重性抑郁症

major depressive disorder　重型抑郁障碍

micro-analysis of dialogue　对话的微观分析

mindfulness-based cognitive therapy（MBCT）　基于正念的认知
　疗法

narrowing effect　窄化效应

pseudo-orientation in time　时间虚拟导向

positive psychology（PP）　积极心理学

positivity ratio　积极比例

premenstrual dysphoric disorder　经前焦虑障碍

rapport　融洽的关系

resistance　阻抗

self-compassion　自我关怀

scaling questions　量尺问句

spiritual perspective　灵性视角

stepped care　分级护理

stepped diagnosis　分级诊断

systematic desensitization（SD）　系统脱敏

transdiagnostic approach　跨诊断性疗法

upward arrow technique　向上箭头技术

visitor-relationship　访客型来访者

well-being　幸福感